知っておきたい 爪の知識と病気

すべての疑問を解決します！

東皮フ科医院院長
東 禹彦 著

金原出版株式会社

はじめに

わたくしは昭和 38（1963）年に皮膚科医となりました。その後，まもなく爪の病気に取り組むようになり，すでに 58 年が経ちます。その間，一般向けの本として『爪』を日本書籍から昭和 55（1980）年に出版しました。ついで『爪はあなたのホームドクター』を清風堂書店から平成 4（1992）年に，『爪は病気の警報機』を平成 9（1997）年に NON BOOK の 1 冊として祥伝社から出版しています。これらの本は出版社の意向もあり，全身疾患との関係を重視した内容になっていました。

爪の色の変化や形の変化から，全身の病気が見付かるということがよく言われています。しかし，日常生活においては，爪そのものに原因のある病気がたくさんあります。そのような爪の病気を治したり，予防するためには爪そのものについての知識を広めることが大事ではないかと考えています。

日本語では「爪甲」と言いますが，中国語では「指甲」と書きます。この意味は「甲」は兜を意味しますから，多分爪甲は指を護る道具ということを意味していると考えています。しかし，爪の役割，すなわち手の指や足の趾を護る道具であるということを理解しないで，爪を虐待している人が多いことに驚いています。

この本では身近な爪の役割や爪の切り方などからはじめて，爪の様々な病気を中心にイラストや写真を使って原因や治療法について記すことにして，皆様のお役に立つようにしたつもりです。しかし，全身的な影響による爪の変化についても，少しだけ触れることにしました。

一般向けとは言いましても，医師，看護師，介護に従事する人にも十分役立つものと考えています。

皆様のお役にたてば，これに勝る喜びはありません。

令和 4 年 4 月 10 日

著者　東　禹彦

◖ 目　次 ◗

1 爪とは

　きわめて少量のことを「つめの垢ほど」と表現したりします。またとるに足らないようなことを「つめの先ほど」などとも言います。いささか軽蔑をこめた言い表し方でもあります。だが，この爪がなかったら──。爪は，指の先端を保護しているものですが，これのない指の先を想像してごらんなさい。ぶっきらぼうに丸くなった指先。不格好なばかりでなく，細かな物をつまむこともできないでしょう。だから，細い針を持って物を縫うなどの作業はきっとできないでしょう。それに爪が指の先端を保護していればこそ，指先に力を加えることもできるのだし，また，指先に鋭敏な神経を集中させることも可能になってくるわけでしょう。足の爪でも同じようなことが考えられるのです。

　むかしから，爪を借りた "たとえことば" はたくさんあります。「つめの先に火をとぼす」＝けちんぼうで生活を切り詰める。「つめで拾って箕（み）でこぼす」＝わずかずつ苦労して蓄えたものを一度に無造作に使いはたす。「つめを研ぐ」＝野心をいだいてチャンスをねらう。「つめを延ばす」＝欲心を出す──etc。

　けれども，爪そのものの効用は，われわれ人間にとってはもちろん，爪をもっている動物にも，非常に大きな意味をもっているのです。だから軽々しく扱ってはなりませんし，決して軽視されるようなものではないと思います。

　もっとも，人間の身体全体からみれば，爪はごく小部分でしかありません。しかし，伸び過ぎれば，邪魔になってからだを傷つけたり，黒い爪垢が溜まったりもします。といって，「深爪を切る」などといわれるように切り過ぎたり，うっかり打ち付けたり，傷つけたりすれば，飛び上がるほどの痛みを味わいます。それほどデリケートな部分でもあるのです。

　物をつまんだり，指先に力を加えたりして日常を過ごしている時，爪の効用は当然のこととして受け入れて，少しも意に介しておりません。ところが，一度，その存在を主張するようなことに突き当たると，"このいまいましい奴" といっ

た目でみてきたのではないでしょうか。

　人の爪は皮膚の一部が変化したもので，動物でいえば牛や馬の蹄（ひづめ），あるいは犬や猫の鉤爪（かぎつめ）と同じものです。といっても人の爪は多くの動物の場合と違っています。人の爪は扁平な形をしています。これは類人猿や多くの猿でも，同じような形をしていて，これを扁爪（ひらづめ，nail）といっています。

　もともと動物の場合，爪にははっきりした役割があります。蹄（hoof）の場合は，指の末端を包み込むようにして皮膚が変化したもので，足の裏を保護しているのです。そして，それぞれの動物が，環境に適応するために奇蹄類（馬＝1指，犀・獏＝3指），偶蹄類（牛，羊，鹿，ラクダなど）があります。おもしろいのは象で，指は5本あるのですが，蹄は3本（アフリカ象）か4本（インド象）しかないのです。犬や猫の鉤爪（claw）は，鳥類や爬虫類にもみることができます。特徴は爪の幅が狭く，鉤型に曲がっていることです。木に登ったり，獲物を捕らえたりするほか，身を護る武器でもあったりするわけで，たいてい先が尖っています。なかでも，猫，虎，ライオンなどの爪は，腱の作用で出して立てたり，引っ込めたりすることができ，非常に力も強いものです。

　ところが，人の爪にはこうした役割はあまりはっきりしないようです。細かい物をつまみ上げるか，マニキュアをして美容に役立てることぐらいしか使われていない現状です。またときには，攻撃用にも役立てる人もいて，相手の顔などに爪形（爪痕）を残したりもしますが，人の爪本来の使い方とはいえないようです。ところが，愛情の表現として相手のからだに付けられることもあります。

　5世紀ごろのインド性愛古典書として有名な『カーマ・スートラ』（Kama Sutra）には"爪による圧迫，またはしるし，引っ掻きについて"として1章が設けられているほどです。

　少し，引用させていただきましょう。

　「愛情がたかぶると，相手のからだに爪をたてたり，引っ掻いたりすることがある。それはつぎのような場合，つまりはじめての訪問のとき，旅立ちと旅から帰ったとき，怒った恋人と和解したとき，女が酔っているときなどに行われる。けれども爪をたてるのはあまり一般的でなく，極度に情熱的な人たちにかぎられ

ている。女が自分のからだの秘密の場所にしるされた爪痕を見るとき，たとえ時間がたってそれが消えかかっていても，愛が再びよみがえる。愛の交わりを結んだ人を思い出させる爪痕がないと愛は衰えてしまう。」

とあって，爪痕の形や付ける場所について解説されています。

また，江戸時代の遊里では，遊女が客への心中だてに，髪を切ったり，爪を剝がして相手にやったということが西鶴の『好色一代男』の中に出てきます。『形見の水櫛』の章では，遊女は偽物を客に渡しているという話しがありますし，また別の章では世之介の奥座敷の違い棚の下には，肉付きの爪が数しれず置いてあり，「女からの贈り物であろう——。また，段々仔細があって藤波に切らせた髪と爪——。」という記述もあります。

そういえば，さきの太平洋戦争中に戦地に行く兵士への形見として，髪や爪を郷里に送ったことなども伝え聞いています。

このようにみれば，爪にもいろいろと変った利用法もあったようです。

しかし，こうした利用法以外にはあまり役立たなくなったように思えるのですが，いざ爪がなくなってしまいますと，指先の形が不格好に変形してしまいます。そして，指先の感覚が鈍くなってしまうこともわかります。もちろん，かゆみをおぼえても，掻くことができず，その都度"孫の手"を借りなければならなくなります。

このようなことから，人の爪は細かい物をつかむのに役立っているほかにも，指先の触覚を鋭敏にし，また指先の形をつくり，力を加えることなど，大いに役立っているともいえましょう。

2 爪の構造

　爪の話しを進めていくのには，どうしても爪の構造や各部分の名称などを覚え
てもらわなければなりません。少しわずらわしいかもしれませんが簡単に図1
を示しましたから，ご覧になりながら読み進んでください。ご自身の爪も観察し
ましょう。

　まず，「指の呼び方」です。手の指の名称は拇指，人差し指（示指ともいいま
す），中指，薬指，小指となっていますが，足の指（趾）では拇指と小指以外の3
本については名前がありません。そこで学術的には第何番目の指という表現をし
ます。なお，英語では手の拇指を thumb と表現し，ほかの指を finger とする表
現があるので，first finger が人差し指を意味することもあります。学術的な論
文では first finger が拇指を示す例が多いようです。英国人の書く英語では学術
論文でも first finger という表現はほとんどみられず，日本語と同じように個々
の指の名が使われます。足の指では英語でも big toe と little toe しかありません
ので，first toe, second toe——という表現をします。

　爪は，手や足の指先の背面についています。指の表とか裏とかいう一般的な呼
び方は，ときに誤解を招くこともありますので，これからは，爪のついている方

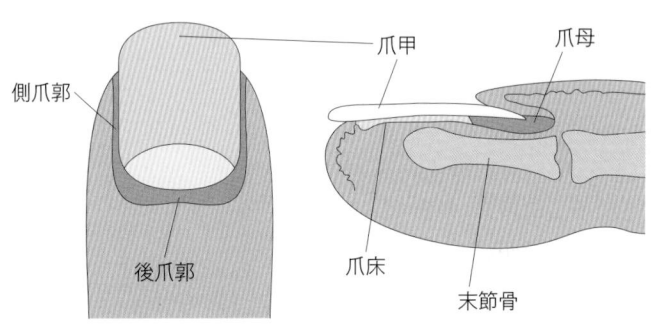

図1　爪の構造

を手背，指背といい，反対側を手掌，指腹と呼ぶことにしたいと思います。

　爪，つまり爪甲（爪板）は，指の皮膚が折れ込んでできた溝のところに，はまり込んでおります。この爪甲は爪母で作られます。爪母で作られた爪甲は，爪床部の上を，前方（指先）に押し出されて進んでいきます。爪が伸びる現象がこれです。

　爪の根元に半月形で乳白色の部分が現れていることがあり，これを爪半月（小爪）と呼んでいます。この爪半月の先端と爪母の先端は一致しています。これは爪甲を作っている爪母のうち，後爪郭（皮膚）で覆われていない部分に相当します。

　爪半月が大きく見える指や，爪半月がほとんど見えない指がありますが，これは後爪郭の先端の位置によって決まります。手の拇指では爪半月の見える人が多いのですが，薬指や小指では爪半月の見えない人が多くなります。手指をよく使う仕事の人では，後爪郭の皮膚が後ろに（根元の方に）押されることが多くなり，爪半月が見え易くなります。病気をして，手指をあまり使わなくなると，後爪郭部の皮膚が長くなり，爪半月は見え難くなります。

　爪半月はどうして白く見えるのでしょうか。爪甲を除去してみると，爪甲の根元は白くなっています。抜いた爪甲を放置していますと根元の白い部分は消えてしまいます。これは水分が蒸発したためです。また，爪甲を取り除いたとき，爪母の部分は白く見えます。これも水分含量が多いためです。爪半月が白く見えるのは，新しく作られる爪甲は水分が多いからです。

　爪甲は透明なので，爪半月より先の方では，爪床部の血流の色を見ていることになります。色が白っぽいと貧血ということになります。

　鉄欠乏性の貧血になると爪床部が白っぽくなるために，爪半月が判らなくなることもあります。

　爪甲の先端の方は少し白く不透明になっています。皮膚の表面からは常に水分が蒸散しています。爪甲の表面からも常に水分が蒸散しています。爪甲には爪床部から水分が四六時中供給されていますので，爪甲は透明なのです。しかし，爪甲の先端の方には爪床がないので，水分の供給がないために，不透明となっているのです。

　爪甲が爪床部に密着していない病気がいくつかあります。爪甲剥離症という病

気では，剥離して爪床から浮き上がった爪甲は白く混濁して見えます。爪甲鉤彎症という病気でも爪甲は混濁します。ようするに爪甲に水分の供給がなくなると爪甲は不透明になるのです。生のイカは透明感がありますが，スルメになると不透明になるようなものです。

爪甲を取り囲む周囲の部分を爪郭（そうかく）といいます。爪甲の根元の方を後爪郭（こうそうかく），両側の部分を側爪郭（そくそうかく）といっています。

爪上皮（そうじょうひ，甘皮，クチクラ）は後爪郭の爪甲に面した部位から作られ，異物の侵入を防いで後爪郭の内部を保護しています。

爪甲が指趾の末節部背面に固定されているのは，側爪郭皮膚と爪甲の側縁が繋がっているためです。この繋がりがなくなると爪甲は指の掌側に受ける力を支えることができなくなり，爪甲側縁が反り返るようになります。側爪郭と爪甲側縁の繋がりが爪甲を指先に固定するのに最も大事なのです。

爪床部は，爪甲を作るのには全く無関係ですが，爪甲に水分を補給したり，爪郭部とともに爪甲が一定の方向に伸びるように形を整えたりするのに役立っています。また，手術的に爪甲を取り除いたり，けがのために爪甲が剥がれたりしますと，爪床部からは普通の皮膚と同じように角質（ケラチン）が作られて，爪甲が伸びてくるまでの間，爪床部を保護します。そして，新しい爪甲が伸びてきますと，爪床部を覆っていた角質は次第に前方に押し出されていきます。このため，再生した爪甲の先端の方は，少し厚くなります。

3 爪の計測

1 爪甲の成長速度

では，爪甲はどれぐらいの速さで伸びるものでしょうか。

指爪の伸びる速度を多数の人で調べた安永朋喜先生によりますと，6歳男児の拇指爪は10日間で0.86 mm伸び，20歳男子の拇指爪は0.96 mm伸びたと報告されています。20歳ぐらいの成長速度が一番速く，一般に1日に0.1 mm伸びるとされています。50歳ぐらいになると爪の伸びる速さは幼児の爪の成長速度よりも遅くなります。一番速く伸びる爪は，どの指の爪かというのも気になりますが，中指爪と拇指爪で甲乙付けがたいようです。クイズの問題として出題したいので「どの指の爪が速く伸びるか」を教えてほしいという依頼もよくありましたが，「人によって異なりますので，クイズの問題には不適当です」とお答えしています。

季節によっても伸びる速さは変ります。からだ全体の代謝機能が活発になる夏季が一般に最もよく伸びます。安永先生によると，季節による成長速度は夏＞春＞秋＞冬の順になっています。趾爪の成長速度を調べた報告は少ないのですが，上田郁郎先生の報告では，第1趾爪で0.048 mm/日となっていますので，おおよそ拇指爪の半分の成長速度ということになります。成人の手の正常な指爪は6カ月ぐらいで入れ替わりますが，足の正常な趾爪では1年ぐらいで入れ替わることになります。

一日に作られる爪甲の重さは，平均しますと，手の指10本分で約6 mg，足では同じ10本分で約4.5 mgとされていますが，季節によって差のあることは当然のことです。小野三嗣先生（東京学芸大）が自分の爪甲を10年間測り続けた結果があります。それによりますと，一日で作られる爪甲の重さは，1月には平均3.8 mgなのに，7月には5.7 mgと約1.5倍もよく伸びています。では，1年間にどれぐらい爪甲が作られるか計算してみますと，手の爪甲10本分で約2.19 g，足

の爪甲では約 1.64 g になります。

2 爪甲の長さ

　爪甲の長さは年齢によって変りますし，生活習慣によっても変ります。爪を長く伸ばす風習のある地方では，40〜45 cm にも伸びた爪をもっている人を見たという記録もあります。実際に『ギネスブック』によると，インド・デリーのロメッシュ・シャルマが 13 年かかって伸ばし，1979 年 2 月に測ったところ 64.7 cm もあったと記されています。日本でも小指の爪を伸ばしている人を見かけますが，これはせいぜい 1〜2 cm です。

　新生児の爪甲の長さを計測したところ，拇指爪で 5.3 mm，第 1 趾爪で 5.7 mm と報告されています。新生児では爪甲の長さを測るのは簡単ですが，それ以後は爪甲の見た目の長さはさまざまになります。爪を噛む癖のある人では爪甲は短くなっています。爪を短く切る癖のある人でも短くなります。爪甲の長さを測る場合，根元は後爪郭部遊離縁の先端でよいのですが，爪甲の先端はどうすればよいのでしょうか。一応，計測した結果が報告されています。

　爪甲の長さは後爪郭部の遊離縁から先端までが拇指爪で 16 mm ぐらいです。解剖学の先生が調べたところでは，爪甲の長さは後爪郭の皮膚で隠れている部分も含めると拇指爪で，おおよそ 20 mm となります。

　ところで，昔の記録などで，死んでしまってからも爪が伸びた，といった話しが伝えられていますが，本当でしょうか。爪甲は爪母でしか作られませんし，細胞が分裂して角化するためには，エネルギーが必要です。人間が死亡するとエネルギーの供給がなくなりますから，爪甲が作られるはずはありません。では，どうしてこのような話しや記録が残されたのでしょうか。それは，爪甲が見かけの上だけで長くなったということが考えられます。皮膚と爪甲では，水分の含有量が違っていますので，死後の時間が経過するとその水分が蒸発します。水分の多い皮膚の収縮の方が，水分の少ない爪甲より大きく，そのために爪甲の長さが目立つことによる錯覚だと思います。

3 爪甲の厚み

　実際に爪甲の厚みを計測してみると，簡単ではありません。私も爪甲の厚みを計測してみようとしました。爪甲は彎曲していますので，ノギスの場合には計測する道具の幅が影響しますし，マイクロ・メーターのような道具を使用すると，計測器の先端が細いために，爪甲に入り込むことも起こります。生体の計測は難しいのです。

　爪甲の爪床上の厚みを調べた人はありません。爪を抜いて計測しても，爪甲の厚みは測れないのです。抜爪した爪甲の下には爪床部上皮がついているためです。爪甲の組織を作製して，それを計測すればよいと思いますが，組織標本を作製するときには，ホルマリンで固定し，脱水するという操作が加わります。また組織標本作製時に垂直に切られているかどうかは不明です。レントゲン撮影を行っても，撮影時の方向が問題になります。いろいろな方法が考えられますが，正確な値を求めることは難しいのです。

　計測値は，おおよその値と思ってください。

　通常，爪甲遊離縁で厚みを調べていますが，この部分は水分含量が少なくなっています。したがって，干物の厚みを計測しているのです。爪甲の遊離縁での厚みは新生児男児の拇指爪で 0.216 mm，7 歳男児の拇指爪では 0.436 mm と報告されています。成人の指爪甲の中央部での厚みは 0.3〜0.8 mm ぐらいです。爪甲の側縁では薄くなります。拇指爪甲が最も厚くなっています。第 1 趾爪甲の厚みは 1.0 mm 前後です。他の趾爪の厚みは 0.3〜0.5 mm ぐらいです。

4 爪甲の成分

　人の爪は皮膚の一部が変化したものです。爪甲はかなり硬いものです。だから私の患者さんの中にも思い違いをしているような人も，ときにはいるのです。

　「先生，爪が柔らかくなって困ります。きっとカルシウムが不足しているのでしょうから，カルシウム剤を飲むのがよいでしょうか？」というわけです。しかし，爪甲にはカルシウムがわずか 0.1〜0.2 ％しか含まれていないのです。カルシウムの多い骨や歯と，皮膚が変化した爪や毛髪は違うのです。

　皮膚の角質と爪や毛髪の角質はかなり違いがあります。皮膚の角質は，脂肪が多く含まれ，硫黄も3％以下と少なく，軟ケラチンからできています。一方，爪甲や毛髪は，脂肪分が少なく，硫黄の含有量も毛髪では14～16％，爪甲では12％となっていて硬ケラチンからできています。

　ケラチンというのは，繊維状の蛋白質で，多くのアミノ酸が繋がってできています。軟ケラチンと硬ケラチンとの違いは，お互いを構成しているアミノ酸の種類の差と思っていただいてよいでしょう。そして，硫黄を含んだシスチンというアミノ酸は，爪甲でも毛髪でもたくさん含まれています。それに，一つひとつの細胞の接着の仕方が，皮膚の角質ではゆるやかで，爪や毛髪ではかなり密になっています。このような理由が，普通の皮膚よりも爪甲が硬くなる原因だろうと考えられます。

　また，爪甲の水分含有量は外気の湿度によって変るのですが，だいたい湿度が60％では，16％ぐらいと考えられています。

　柔らかい爪甲を硬くするのに，ゼラチンを摂取すればよいという説もあります。でも，ゼラチンは動物の骨や軟骨から作られますが，チロシン，トリプトファン，シスチンなどの含量が少なく，栄養価の低いものです。爪甲にはシスチンが多く含まれるわけですから，ゼラチンを摂取しても爪甲が硬くなるわけはありません。爪甲が柔らかくなった原因を見つけて，その原因の方から治していくようにしましょう。

　爪や毛髪には微量な物質も含まれることがあります。たとえば，ヒ素のような毒物も検出されることがあります。ナポレオンの毛髪からヒ素が検出されていることから，ナポレオンの毒殺説もあります。爪からの方が検出しやすいという説もあります。

5 ▶ 爪の年齢による変化──小爪，爪花，縦じわ

　爪甲は乳幼児期には薄く，柔らかいのですが，成長とともに厚く，硬くなってきます。

　「健康なときには小爪が大きく見え，病気になると小さくなる」という説が古くからあるようです。

　しかし，実際に病気の人と健康な人の小爪（爪半月）の出現状態や大きさを調査した結果では，その差はほとんど認められませんでした。もっとも，重症の患者などの場合は，手を使わなくなりますから，ふだんより小さくなることも考えられます。でも，これは，小爪が小さくなったのではなく，甘皮がより大きく小爪の上にかぶさるもので，小爪そのものの大小とは関係ないといえます。さらに，病気の種類によって，爪床部の色が小爪と同じような色になることもあります。この場合は，小爪が見えにくかったり，完全に見えなくなることもあります。けれども，普通に生活している時では，特別な理由がない限り小爪の大小と健康状態そのものは関係ありません。爪甲の根元の方に，乳白色の半月形の部分があり，これを爪半月（小爪）といいます。前述したように，この爪半月は，爪甲を作る爪母のうちで，後爪郭部に覆われていない部分なのです。だから，爪半月が大きいか，小さいかは，後爪郭部の先端の位置によって決まるわけです。爪半月は乳児期には出現頻度は低いのですが，だんだんよく出現するようになり，18〜19歳で最高になります。そして，40歳ごろから徐々に出現率が減少していきます。また，一般に女性よりも男性に，右利きの人は左手よりも右手の方がよく出現します。これは，おそらく，右手で多く仕事をするために，後爪郭が何かに当たるなどして後退するからだろうと思います。爪半月の出現率を指ごとにみますと，拇指，人差し指，中指，薬指，小指の順になります。なかには，爪半月がどの指にも認められない人もあって，乳幼児期では30〜40％にもなり，老人でも10〜20％の人にみられません。

　坪内逍遥の『細君』に──婦人と言へど嫁入り後は，夢にだに見ぬ爪の星──という文章があります。この"爪の星"とは爪甲に現れる小さい白い斑点をいうのです。「ほし」あるいは「爪花（そうか）」ともいわれ，古くから衣服のできる吉兆とされていたものでした。また，ヨーロッパでも一般的に，幸運の訪れる印とか，贈り物の前兆（gift spots）などと喜ばれたりしたことがあったようです。

　もちろん「ほし」のできる理由は，こうした幸運の前兆とは関係がありません。こういってしまえば，おもしろ味もないのですが「ほし」のできる原因は，爪母に対する外傷です。といっても，本人が気づかないような軽い爪根部の打ち身でもよいわけです。

　この"ほし"がなぜできるのか，についてもいろいろの説がありましたが，現在では，ほかに理由は考えられていません。一時は，爪甲が作られるときに気泡が入ってできるのだ，ともいわれていましたが，白くなった部分を検査してみても気泡などは発見されませんでした。そして，どんな場合でも，不透明な異常な角質が見られただけです。昭和30年ごろだと思いますが，ある調査で次のような結果が得られました。この"ほし"つまり点状爪甲白斑は，乳幼児期にはあまり見られず，学童期から20歳ぐらいまでに最も多く，30歳を過ぎるとまた減少しているのです。これはどの指でも同じような傾向があって，出現率は乳幼児期では5％前後，学童期に入りますと10％としだいに増えて，思春期には20〜30％ぐらいに高くなってきていました。そして，薬指，中指によく出現し，小指，拇指では少なくなっているのもおもしろい現象でした。では"ほし"が1つでも出現している人の数はどの程度になるのかといいますと，学童期が25％ぐらいで，思春期になると60％以上にもなっています。なお，外傷といっても，マニキュアをする際や，爪根部を噛んだりしても"ほし"ができることもあります。

　「爪に縦の筋がたくさんできて目立ってきたが，どこか悪いのではないだろうか」といって診察を求めてきた高齢者がいました。いろいろ検査をしてみたのですが，別にどこといって悪いところもありませんでした。

　もともと，爪甲の表面を注意深く観察してみますと，先端に向かって平行に走る縦の細かい筋があるのに気づきます。この筋は，爪甲縦条（そうこうじゅうじょう）といって誰にでもあるものなのです。この爪甲縦条は，年齢によっても，また指ごとにも出現頻度が違っているのです。どの指でも1歳未満で，すでに80％ぐらい見られ，2歳ごろから一時は減りますが，5〜6歳では90％，その後は歳を追って増えて100％の出現率となります。

　武藤浩先生（名古屋市立大学医学部解剖学）によれば，40歳以上の人ではどの指の爪甲でも100％出現しているけれど，その目立つ程度は40歳代より50歳代，さらに60歳代，70歳代と高齢になるほど顕著になっている，と指摘しています。

　この爪甲縦条の現れる理由は，ちょうど指腹の指紋と同じように考えればいいでしょう。指紋は，皮膚の表皮の凹凸がその表面に現れたものです。爪母の上皮

にも表皮と同じように凹凸がありますが，この凹凸は，ほぼ平行に縦に並んでいます。このような上皮から爪甲が作られるわけですから，爪甲が作られて伸びていくにつれて，縦の筋ができていくのです。つまり，爪母上皮という鋳型の凹凸が，製品である爪甲に反映されたと考えてよいわけです。

　幼い伸び盛りの2，3歳では，この爪甲縦条が平行でなく，先端の方に集まったような形をしていることがあります。これは幼児期の成長が急激なために，指の幅がどんどん広くなり，爪甲が伸びている間に，その広さが違ってきたのが原因と考えられます。

　また高齢になると，どうして目立つようになるのかは，皮膚のしわでもだんだん目立ってくるのと同じように考えればよいでしょう。特に病気だからというわけではありません。

　高齢になると，爪甲の成長速度は遅くなりますが，これは目で見ることができません。爪甲の透明度もほとんど変わりません。高齢者では，指爪は正常なのに，足趾爪にさまざまな変化をみるのですが，これは全て病的な変化です。

4 爪の役割

爪は何のためにあるのでしょうか？

1 爪甲は指・趾先端を護っている

爪は指先を護るためにあるのです。指先を使って仕事をしていると，さまざまな物品が指先に触れるのですが，指背がわは硬い爪甲で護られますし，指先も爪甲の先端で皮膚に物品が直接触れるのを防いでくれます。そのために，指先の皮膚が摩擦によってガサガサになったりしないのです。爪甲の先端の白い部分がなくなるほど爪甲を短く切ると，さまざまな物品が指先の皮膚に直接触れるようになって，指先の皮膚が荒れるようになります。指先の皮膚の荒れを治すには，爪甲を指先より長く伸ばす必要があります。

2 爪甲は指・趾の形を整えている

爪甲があるために指先の形が整えられ，美しい指先になります。短く切ると指先の形が不格好になり，少し膨らんだ形になります。足趾でも同じで，趾先が少し膨らんだ形になります。指先を綺麗な形にするためには，爪甲を指先よりも長くすることが大事なのです。

3 爪甲は指・趾の屈側に加わる力を支えている

爪甲は指や趾の屈側に加わる力を支えています。重い荷物を手で持って運べるのも，爪が支えてくれるからです。爪甲の側縁を短く切ると，爪甲の支える力が弱くなり，爪甲が指腹に加わる力を支えられなくなり，匙状に変形してきます。また，爪甲が弱くなったように感じます。爪甲が弱くなったといって受診する患者さんもおられますが，たいてい爪甲側縁を短く切っています。爪甲の指腹に加わる力を支えるには，爪甲側縁と側爪郭皮膚が繋がっていることが必要なのです。

4 爪甲は細かい仕事をするのを助けている

　爪甲は，指先を使っての細かい仕事をするのを助けています。爪甲が短いと，地面や床に落ちた針や硬貨のような小さな物を拾うこともできなくなります。また，プルトップの缶詰の蓋を開けることもできなくなります。

　西陣織の職人は，指爪の先端を鋸の歯のようにギザギザに加工して，糸をたぐり寄せて織物を作っています。

5 爪甲は痒い場所を掻くことができる

　皮膚の痒いところを掻くのは気持ちがよいものですが，爪甲が短いと皮膚が痒くなっても，掻くこともできません。「孫の手」が手放せなくなります。なお，皮膚を掻いて，皮膚に傷を付けるのはよいことではありません。

6 爪甲は人を攻撃するときの武器になる

　これは蛇足ですが，人を攻撃する時の武器にもなります。『竹取物語』に「お迎えに来ん人をば，長き爪して眼を掴み潰さん」とあるのをみても明らかです。先にも記したように，愛情の表現として爪痕が付けられることがインドの古典『カーマ・スートラ』に記されています。

5 爪の正しい切り方

　小さい時から「爪は短く切りなさい」と学校の先生やご両親から教えられてきたことでしょう。爪を長くしていると，爪の下に汚れが溜まり易いし，汚れが溜まっていたらみっともないと言われてきたことと思います。ご両親も先生がたも正しい爪の切り方を勉強したことも，教わったこともないのです。だから，仕方がありませんが，爪は指先より短く切らないようにすることが大事です。もし，爪の下に汚れが溜まれば，泡立てた石鹸で手指をよく洗うことが大事です。爪先の爪甲の下に溜まった汚れも少し強めの水流を当てれば綺麗になります。

　爪の切り方としては爪の中央だけでなく，爪の両側を短く切らないようにすることが大事です（図2）。足の拇指（第1趾）の爪では爪の両側縁を短く切ると，陥入爪の原因となりますから，ご用心！

　指爪でも爪甲の側縁を短く切っていると，爪甲が反り返って匙状爪となります。また，冬になると指先に亀裂を起こす原因にもなります。爪先の白い部分（爪甲遊離縁）が気になるといって，白い部分を切り取っている人もいます。しかし，

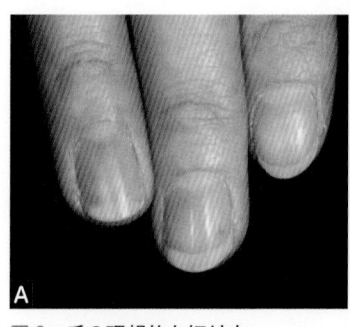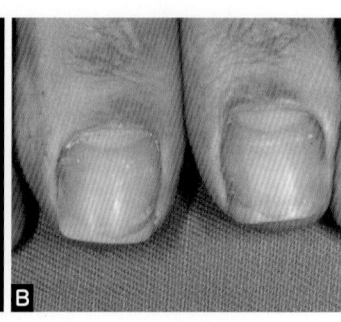

図2　爪の理想的な切り方
A：指爪では白い部分が残るように爪甲側縁も指先より長く切る。
B：足の爪は趾先より長く真っすぐに切り，両側縁を少しだけ切るスクエアカットオフが良い。

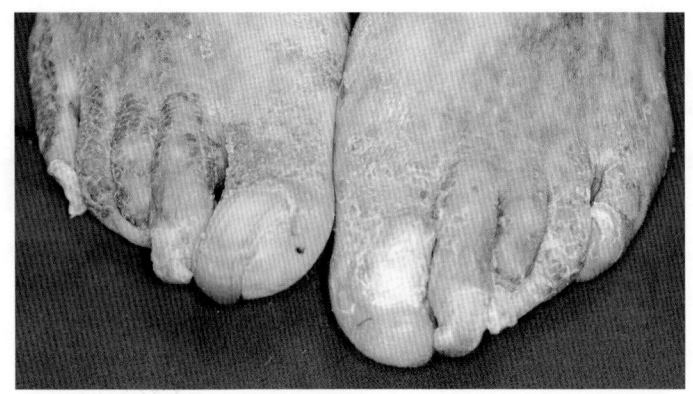

図3　全足趾爪の肥厚（分厚い）と変形（67歳，男性）

いくら短く切っても爪甲の先端には白い部分が現れてきます。爪先に白い部分が
あるのが，正常な爪なのです。

　世の中には自分で爪を切れない人もいます。乳幼児の場合は，保護者や保育所
の職員が爪を切ります。高齢者の場合も，足趾爪を切るのは大変な場合がありま
す。視力の衰えた人も自分で爪を切ることができません。肥満のために足趾爪に
手が届かない人もいます。握力が衰えて，肥厚した足趾爪を切れない人もいま
す。適切な爪切りがないために，肥厚した足趾爪を切れない人もいます。デイ・
サービスを受けていれば，そこの職員が爪を切ることになります。爪は短く切れ
ばよいものではありません。

　俗に，ニッパー型爪切り（正式にはリストン型爪切り鉗子）といわれている爪
切りが役立ちます。

　図3に示す症例は，67歳の男性で大阪市西成区在住の人です。ケアマネージャー
が近くの外科，整形外科，皮膚科を受診して，爪切りを依頼したのですが，どの
医師も無理との返答だったとのことで，堺市にある私の診療所を受診しました。

　ニッパー型の爪切りで簡単に，変形した厚い爪甲を切り，靴を履いて歩けるよ
うになりました。どうして，爪切りを断られたのか理解に苦しみました。爪の
変形が酷いために，爪切りを躊躇したのかもしれません。

6 指・趾爪の切り方が悪いために起きる変化

　爪の切り方が悪いと，指先の皮膚や爪にいろいろな障害が起きてきます。実例を見ていくことにしましょう。

1 指先の皮膚の荒れ

　59歳の主婦が指先の荒れとひび割れを訴えて受診しました。あちらこちらの皮膚科でステロイド軟膏や保湿剤を投与されて，長年治療を受けているが，よくならないということです。指先の皮膚がガサついていますし，ひび割れも見られます。爪も短く切られています。特に右の拇指爪では，爪の側縁を短く切り過ぎて，指先の皮膚もガサついていますが，左拇指では短く切られた爪甲の側縁が凶器となって，皮膚に亀裂を生じています（図4）。この亀裂の原因は，短く切られた爪甲の先端が凶器になって生じているのです。この皮膚の亀裂は爪を長く伸ばして，凶器を指先よりも長くするしか治療法はありません。外用剤を塗布しても治らないのです。

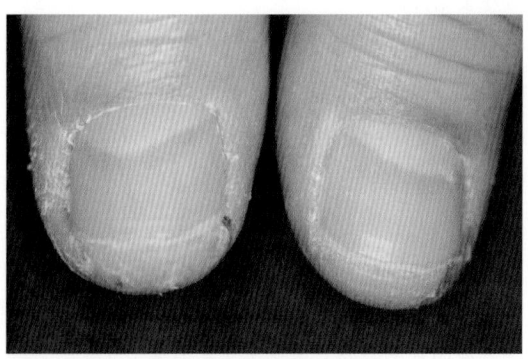

図4　深爪による皮膚の障害（59歳，主婦）
爪を短く切り過ぎたために，亀裂と落屑を生じている。

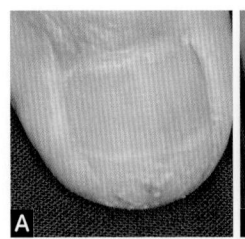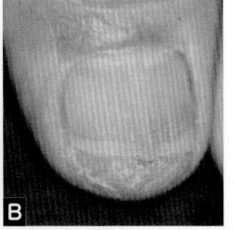

初診時　　　　　　　　12日後

図5　深爪による皮膚の障害（76歳，男性）
指先の荒れは爪を長くすると軽快する。

　爪甲を2週間切らないように指示して，指先にステロイド軟膏を塗布させました。2週間後に受診した時には，ほとんど治癒していました。指先のひび割れは，爪甲を長くすることによって治癒しますし，指先の皮膚の「荒れ」も爪甲を長く伸ばしてやると，指先には外からの刺激が直接作用しなくなりますので，治ってしまうのです。この患者さんの手荒れの原因は，深爪によるのです。

　76歳の男性が，指先が荒れて，あちこちの皮膚科で治療を受けているが治らないと言って受診しました。やはり，ステロイド軟膏と保湿剤が処方されていました。指先をみると，爪甲が短いために，指先の皮膚がガサガサになっています。小さなひび割れも混じっています（図5A）。外用剤を塗っても治るものではありません。爪甲が極端に短く，指先の皮膚がむき出しになっているのです。これでは手指で仕事をすれば，外からの刺激で皮膚が傷つけられるのは当たりまえのことです。

　ステロイド軟膏の外用を指示し，同時に爪甲を長く伸ばすように指導しました。12日後に患者が受診した時には，爪甲は少し長くなり，患者さんの指先の荒れは少しよくなっています（図5B）。まだ，完全ではありませんが，この後完全に治癒しました。

　37歳，女性。長年の指先の荒れに悩んで，平成31（2019）年2月に当院を訪れました。数カ所の医院で，外用剤を処方されていましたが，指先のガサつきも，ひび割れも治らないと受診しました。

　指先をみると爪甲が短く切られています。爪甲を伸ばすように指示し，外用剤

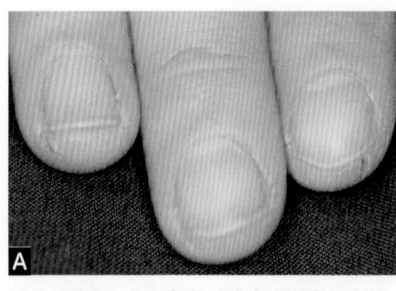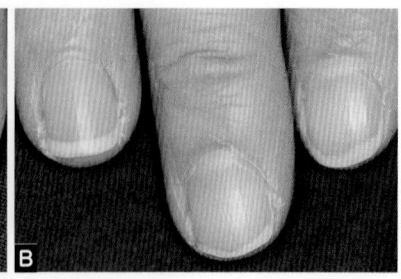

図6　深爪による皮膚の障害（37歳，女性。指先の変化）
A：初診時。指先はガサつき，亀裂もある。
B：2週間後。指先はほとんど正常化している。

も処方しました（図6A）。

　2週間後に受診した際には，指先の亀裂もなくなり，指先は正常になっていました（図6B）。

　手指を使って仕事をするために，指先が雑多な物品と擦れて，指先の皮膚が荒れるのですが，爪甲を指先よりも長くすると，指先の皮膚に起きる摩擦が減少して「荒れ」を防ぐことができるのです。爪甲は指先を護る道具なのです。

2　爪が反り返ってくる：匙状爪

　平成30（2018）年2月末に66歳の男性が，指の爪がだんだん反り返るようになってきたと受診しました。近くの医院や病院でも，原因も治療法も判らないといわれていたようです。検査結果には異常がありません。貧血もなければ，甲状腺機能にも異常がありません。薬指や中指の爪甲は扁平な爪となり，人差し指の爪甲では中央が凹み，両側が反り返って匙状爪となっています。拇指爪もかなり扁平で，やや匙状の爪甲になっています。指爪をよく見ると，どの爪も爪甲の側縁が短く切られています（図7）。

　爪甲を指先に固定しているのは，爪甲の側縁と側爪郭の皮膚とが繋がっていることが必要なので，爪甲側縁を短く切ると，この繋がりはなくなります。爪甲が指先に固定されていないのですから，指先に力の入る仕事をすると爪甲が反り返るのは当然なのです。

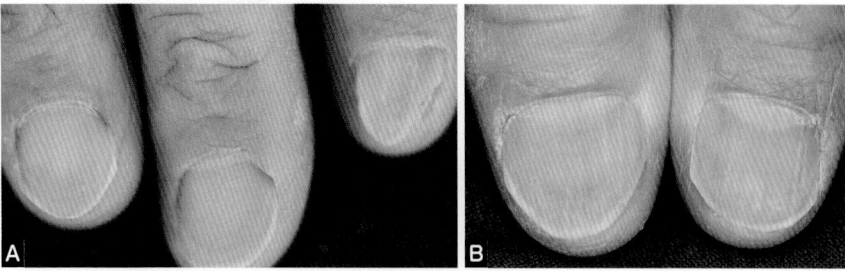

図7　爪甲側縁を短く切るための変形（66歳，男性）
右手示指，中指，薬指爪甲は扁平または匙状を示す。両拇指爪は扁平化している。

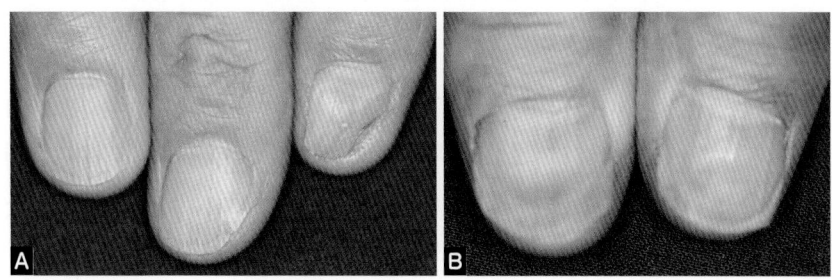

図8　爪甲側縁を長くすると爪甲は正常化する。
右示指爪を除いて，中指爪，薬指爪は丸みを帯びている。両拇指爪も丸みを帯びてきた。

　患者さんに爪の切り方を教えて，当分の間は爪が伸びてきたら，爪甲の中央だけを切り，爪甲側縁は切らないようにと指示しました。

　爪甲の側縁を短く切るのが，この患者さんの習慣なので，上手く治るかどうか心配していたのですが，2カ月後には右示指爪を除いて，全ての爪甲が丸みを帯びるようになってきました（図8）。

　爪がしっかりと指先の背面に固定されているのは，爪甲の側縁と側爪郭の皮膚が繋がっているためなのです。ですから，爪甲の側縁を短く切るのは，爪甲の支えをなくすことになるのです。そのために，指腹に加わる力を爪甲が支えられなくなり，爪甲は上方に反り返りスプーン状になってしまいます。爪甲側縁を短く切るのは百害あって一利なしなのですから，注意しましょう。

　匙状爪の原因として，低色素性貧血や甲状腺疾患が古くから知られているので

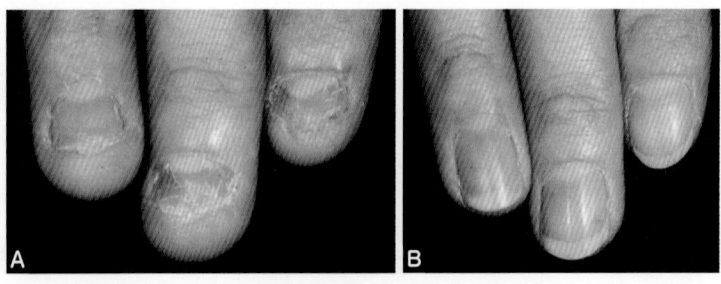

図9　爪噛み癖を止めると指先の形は美しくなる（24歳，女性）。
A：「爪噛み癖」による爪甲の短縮と指先の変形
B：本人の努力で爪噛みを止めて爪甲が正常化し，指の形も綺麗になっている。

すが，全身性疾患に伴う爪の変化は左右対側性に，また手足の爪にも同じように生じるというのが原則です。一方，匙状爪は，主として指の拇指，人差し指，中指に生じます。足の爪には生じないのです。多くの文献に報告されている匙状爪の写真を調べてみました。そうすると，どの症例も爪甲側縁が短く切られているのです。

　昔，南アフリカの人力車の車夫の足爪に匙状爪が見られ，車夫歴が長いほど匙状爪になっているという報告がありました。車夫は裸足で人力車を引いているということでした。さて，改めて，第1趾爪に現れた匙状爪の写真を調べてみると，やはり爪甲側縁が短く切られているのでした。自分で経験した匙状爪の写真を点検してみても，爪甲側縁が短くなっていました。

　匙状爪は，全身疾患で起きるのではなく，爪甲側縁を短く切るために生じる変化であると結論することができます。

3 指先の形が悪くなる

　爪を短く切り過ぎると，指先の形が少し膨らんで，綺麗な形ではなくなります。あるとき，24歳の女性が指先の形が悪いのが気になると言って私の外来を訪れました。指先を見ると少し膨らみ，皮膚もガサついています。爪甲は爪切りでは切れないほど短くなり，爪の先端も凸凹しています。これは「爪噛み癖」による変化です（図9A）。爪を噛むのを止めて，爪甲を長くすれば指先は綺麗にな

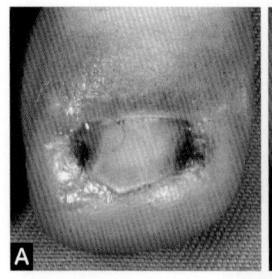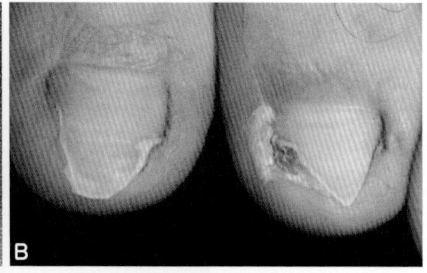

図10 陥入爪
趾先の形も悪い。

ると教えました。1年半後に別の病気で受診した時に指先を見ると，爪は正常に
なり，指先の形も非常に綺麗になっていました（図9B）。

「爪噛み癖」は治療の難しい病気ですが，美しくなるためには患者本人の努力
で治ることもあるのだと驚きました。

この2枚の写真を較べると，爪甲が指先の形を整える役割をしていることがよ
く判ると思います。

4 足の第1趾に起きる陥入爪は深爪が原因

足の第1趾（拇指）の爪を短く切っていると，陥入爪になることがあります。
短く切られた爪甲の側縁先端が，外力が作用した時に周囲の組織を傷つけて，炎
症を起こします。そうするとその部分が紅く腫れて，短く切られた爪甲の側縁先
端が一層周囲の組織を傷つけるようになります。

歩いたり，走ったりすると痛みが強くなり，出血し易い肉芽を生じてきます
（図10）。痛みのために爪甲の側縁をどんどん短く切る人もいます。そのために
さらに悪化することになります。

陥入爪の治療については別の項目（**12** **1** 44頁）で詳しく記します。

5 第1趾先端の痛みは深爪が原因

1カ月前から第1趾に痛みを生じてきたと84歳，女性が受診しました。あち
らこちらの病院や診療所を受診しても，痛みの原因も治療法も判らないというこ

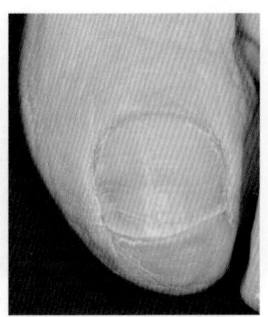

図11　足趾先端の痛みを訴えた（84歳，女性）。

とです。図11に示す状態です。

　どこにも異常があるようには見えませんが，爪甲は第1趾先端よりも短く切られ，第1趾先端の皮膚を見ることができます。第1趾先端を触れると，皮膚のすぐ下に末節骨を触れます。正常では直接触れることはありません。趾先端のクッションである脂肪組織がほとんどなくなっているのです。爪甲が短いために，外力によって脂肪組織が移動してしまったのです。爪甲が趾先端よりも長いと，クッションである脂肪組織が移動することはないのです。

　爪甲の先端が趾先端を覆い隠す長さにすれば，クッションがなくとも，外力が末節骨の先端に作用しなくなり，痛みはなくなることを説明して，爪甲を足趾先端よりも前方に伸ばすように指導しました。改善したかどうかは患者さんが，その後受診していないので判りませんが，おそらく改善したと思っています。

7 爪の根元を触るために 起きる爪の変化

昭和48（1973）年のことですが，20歳の男性が，小指爪を除く，ほとんどの指爪の中央に横溝が連続して現れているのを訴えて，受診しました。爪をよくみると，横溝を形成している部分の根元の後爪郭部が後退しています。職業を尋ねますと，電気の室内配線をしているとのことで，横溝ができはじめたのは，この仕事に就いて半年ほど経ってからといいます。横溝を形成している部分の後爪郭部が後退していますので，原因はこれに違いないと考えました。室内の配線で，ペンチやニッパーが後爪郭部に当たって，後爪郭部を傷つけて横溝を形成しているに違いありません。患者さんに仕事の際に手袋をすることと，器具が後爪郭部に当たらないように注意を与えました。半年後には治癒しました。この症例の観察から，爪甲に横溝を作る原因は後爪郭部遊離縁（前縁）の前進と後退によるものと確定しました。印象深い症例で，患者さんに勉強させていただきました。

手の拇指の爪の根元を，示指や中指の指腹（掌側）で指先の方から根元の方に押す癖のある人を見かけます。無意識でしている癖なのかもしれません。後爪郭部の遊離縁を押していますと，爪の表面に横溝が現れて，波板状爪になってしまいます（図12A）。爪半月が非常に大きくなっているのが判ります。

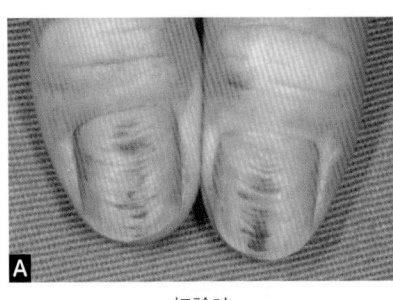
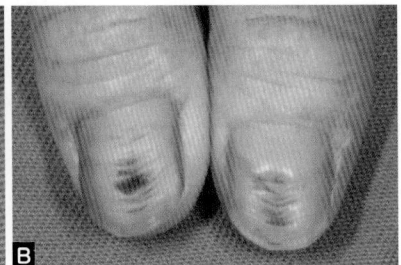

A 初診時　　　　　　　　　　B 2カ月後

図12　後爪郭部を後退させると，波板状爪となる（57歳，女性）。

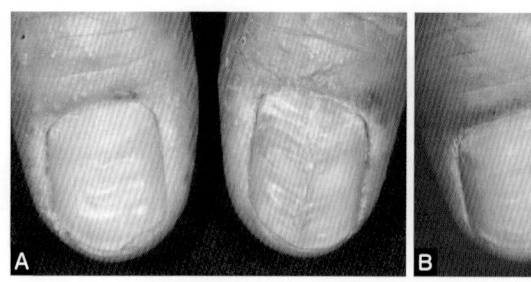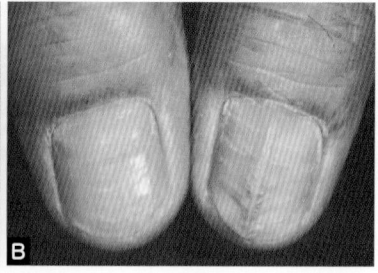

初診時   1年後

図 13　後爪郭部を後退させると縦溝もできる（62 歳，男性）。

　指の根元を触る癖による変化ですから，治療はなかなか大変です。原因を説明
して，ステロイド軟膏を根元の方から先の方に向かって塗布するように指示し
ました。2 カ月後には，爪の根元の部分から正常になっています（図 12 B）。

　マニキュアをするときに爪上皮（クチクラ）を整えると称して，一部を除去し
たり，根元の方に押したりする人もいますが，これも同じで，爪甲表面に小さな
横溝を作る原因になります。注意が必要です。

　図 13 A に示す例は，右拇指爪の波板状爪と同時に左拇指爪には縦に割れ目を
生じているものです。原因は，やはり拇指爪の根元を触る癖により起きたものと
思われます。同じように原因を説明して，ステロイド軟膏を根元の方から先の方
に向かって塗布するように指示しました。1 年後には図 13 B に示すように右拇
指爪は，かなり正常な爪になっていますが，左拇指爪の縦の割れ目はまだ治って
いません。

　癖による変形を治すのは，なかなか困難です。

8 爪甲縦裂症

　爪甲の先端に，縦に割れ目を生じて受診する患者さんもかなり多いのです。割れ目に，いろいろな物が挟まって苦労するということです。

　以前は原因も治療法も判らなかったのです。爪の病気ではさまざまな爪の変形の報告はあるのですが，治療法も原因も書かれていなかったのです。40年以上前ですが，爪甲縦裂症の原因を調べるために患者さんの爪を抜いたりして研究しましたが，組織を調べても，爪母にも，爪甲にも，後爪郭部の皮膚にも異常はありません。研究は徒労に終ったのです。爪甲縦裂症の原因も治療法も解決しなかったのです。検査に協力していただいた多くの患者さんには感謝するしかありません。

　そのようなある日，右手の示指爪と中指爪が完全に2つに分かれた患者さんが受診しました。図14Aを見ると判りますが，爪の根元を見ると爪上皮（クチクラ）がガサガサになっています。

　爪の縦割れを治すことは無理でも，爪上皮の「荒れ」はステロイド軟膏を塗布すれば治ると考えて，ステロイド軟膏を爪の根元に塗布するように指示しました。

　そうすると，図14Bに示すように2カ月後には爪上皮が正常になると同時に，

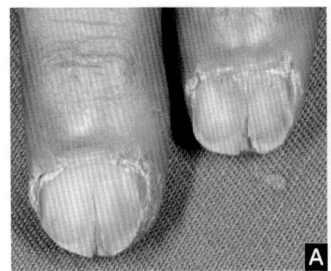

初診時　　　　　　　　　2カ月後

図14　爪甲縦裂症

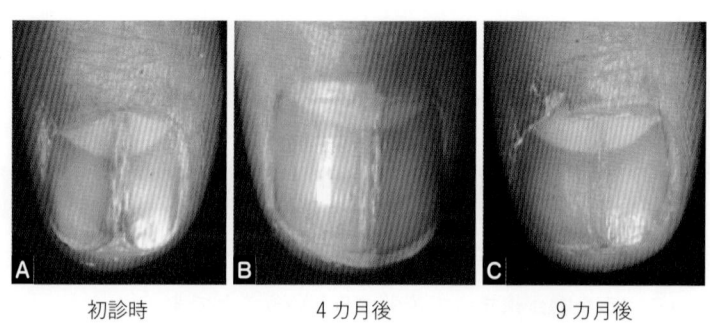

初診時 　　　　　4カ月後 　　　　　9カ月後

図15　爪甲縦裂症（11歳，男児）

　爪も根元から正常になり，初診日から6カ月後には完全に治癒しました。この症例から，爪甲縦裂症は爪上皮に原因があるのではないかと思いました。私にとっては非常に勉強になりました。原因は爪母でもなく，爪甲でもなく，爪上皮の小さな欠陥が原因であれば，爪の組織検査で原因を見つけられなかった理由も納得できました。

　11歳，男児が拇指に縦裂を生じて，どこの皮膚科を受診しても治らないといって受診しました。図15Aに見るように，爪の先端から根元の方に向かって，縦に隙間を生じています。爪の後爪郭部にステロイド軟膏を根元の方から先の方へ向けて塗るように指示したところ，4カ月後には図15Bに見るように割れ目はなくなり，縦の筋が目立つようになり，9カ月後には図15Cに見るように，ほとんど正常な爪になりました。このように爪甲縦裂症は，たいていの症例で，ステロイド軟膏を後爪郭部に根元の方から指先の方に向けて塗布すれば，爪甲の縦裂は6カ月ぐらいで治癒します。

　もう1例実例を示します。平成17（2005）年7月に図16Aに示すような爪甲縦裂症の患者（3歳，男児）さんが，神戸大学形成外科から紹介されて受診しました。母親に話しを聞きますと，平成16（2004）年12月に爪甲に縦に割れ目を生じ，近くの皮膚科を受診したところ，放置しておいてよいといわれました。平成17（2005）年3月には爪甲が縦に割れてきたので，近くの外科を受診し，抜爪すべきだが幼児なので経過観察とされました。平成17（2005）年5月に別の皮膚科を受診したら，根元で割れ出したら治療法はないといわれました。5月には郷

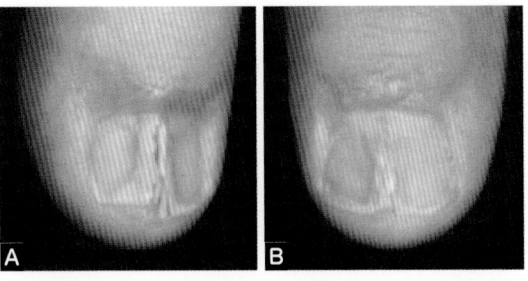

初診時（7月13日）　　　　再診時（8月31日）

図16　爪甲縦裂症（3歳，男児）

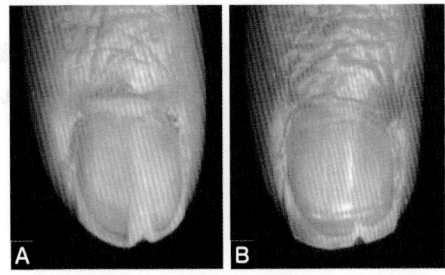

初診時　　　　　　腫瘍摘出1年後

図17　腫瘍による爪甲縦裂症（36歳，女性）

里の熊本で形成外科を受診し，レントゲン写真で異常がないので，神戸大学に紹介するといわれたとのことでした。初診時の状態を図16Aに示します。

　初診時の状態は爪甲が完全に中央で割れて2つに分かれています。後爪郭部にステロイド軟膏を根元の方から先の方に向けて外用するように指示しました。再診時（49日後）には，根元の方から爪甲は密着して伸びています（図16B）。まだ，完全には治癒していませんが，いずれ治癒するものと思われます。

　爪甲が縦に割れる原因は爪甲の根元にあり，おそらく爪上皮に小さな傷ができることが誘因になっていると考えられます。ですから，後爪郭部にステロイド軟膏を塗布すると治癒するものと考えています。

　ところがステロイド軟膏を後爪郭部に塗布しても治らない症例も，ときにあります。それは爪母に腫瘍があって爪甲の形成に影響を与えている場合です。

　図17Aに示すような36歳，女性の例は，爪甲に縦裂が見られますが，爪の根

元が痛いので困るといって受診しました。先ほどの症例と違うのは「爪の根元の痛み」です。爪の根元を押さえたり，冷たい水に指を浸けたりすると痛みは腕の付け根の方に走るということです。先ほどから示しているような例では，爪の根元が膨らんで見えている例もありますが，痛みはありません。

　これは爪によくできる「グロムス腫瘍」に違いありません。早速，爪を抜いて爪母下にできている腫瘍を切除しました。8カ月後には 図 17B に見るように正常になっています。もちろん，痛みもなくなっています。

9 爪の色が変わった

爪の色が変わるのは外部からの着色があります。最も多いのはマニキュアによるものです。外部からの着色かどうかを診るには，着色した爪甲の表面を薄く削って見るとすぐに判ります。昔はタバコの「ヤニ」で爪甲が黄褐色に染まっている人も見かけましたが。今では見ることもなくなりました。

ここでは着色以外の色の変化について記しましょう。

1 白っぽい爪から白く濁った爪まで

爪甲が透明な場合には，爪の色は爪甲の下の血流の色を見ていることになります。普通は桃赤色ですが，指の根元を輪ゴムで締めたりすると紫藍色（チアノーゼ）になります。全部の爪が白っぽく見えるのは，低色素性（鉄欠乏性）貧血のある場合があります。

爪に白く濁った小さい斑点を見ることがあります。「爪の星」とか「爪花」と呼ばれて，古くから衣類のできる吉兆とされていました。また，ヨーロッパでは一般に幸運の訪れる印とか，贈り物の前兆（gift spots）として喜ばれたこともあったそうです。正式には点状爪甲白斑といいます。たいていは爪を作る爪母に対する外力の作用によって起きるものです。小児の爪にはよく出現しますが，成人ではあまり見られなくなります。最近では，小児でも爪花の出現は減っているように思われます。子どもたちが外で遊ばなくなったせいかもしれません。

原因は爪母で角化異常が起き，正常な爪が作られなくなるためです。図18Aのように小児の爪によく現れます。図18Bのように，ときには白い斑点に続いて出血による暗褐色の斑点をみることもあります。

爪甲に白い大きな斑点を時々生じる人もありますが，原因不明の症例も多く経験しています。爪甲全体が白くなる人もあります。そのような例の中には，塩水に長い時間手指を浸けていたために爪甲白斑が生じたという人もあります。遠洋

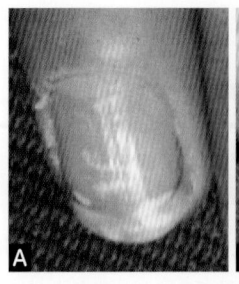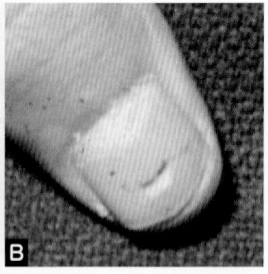

図18　外傷性の爪甲白斑
A：小さい白濁がある。
B：白濁に続いて出血斑がある。

漁業に出ると爪甲が白くなるという報告もあります。しかし，同じ仕事をしていても一部の人にしか現れないというのが不思議です。爪甲全体が白く見える症例もあり，原因はよく判りません。今後の検討課題です。

　爪に現れる白濁で最も多いのは爪白癬によるものですが，これについては別のところで記すことにします。

2　緑色の爪

　爪に緑色の着色が現れるのは緑膿菌感染です。緑膿菌は腸内細菌の一つなので，誰でも身近にもっている細菌です。緑膿菌は湿ったところが大好きな細菌です。乾燥にはきわめて弱いのです。緑色や褐色の色素を作ります。そのために感染した場所は緑色や褐色に染まるという特徴があります。手の指は消化管の入り口の「口」や出口の「肛門」とよく接触しますので，感染する機会は多いのですが，正常な爪は乾燥していますので，感染しません。ところが，ジェルネイルを爪に付けていると，ジェルネイルと爪の表面との間に隙間を生じてきます。爪の表面からは絶えず水分が蒸散していますので，その隙間は湿度が高くなり，緑膿菌が感染しやすくなります。ジェルネイルを付けている人では，よく一部の爪が緑色に着色することがあります。ジェルネイルを外すと爪の表面は乾燥していますので，緑膿菌は死んでしまいます。爪甲の表面の着色はそのまま残ります。爪甲表面を削ると色はなくなります。爪甲が指先の方から浮いてくる爪甲剥離症という

病気でも，爪甲の下は湿度が高くなりますので，緑膿菌感染を起こすことがあります。この場合も，浮いている，剥離している爪甲を切り取りますと，緑膿菌は死にますし，緑色に染まった爪甲も切り取られてなくなります。

　後で記すカンジダ性慢性爪郭炎でも，爪甲の表面や辺縁に褐色調の変色を認めることがあります。後爪郭部にできる隙間から細菌を培養をすると，さまざまな細菌が検出されますが，その中には緑膿菌もあります。この場合は，カンジダ性慢性爪郭炎が治って，しばらくすると爪の着色もなくなります。

3 褐色から黒色の着色

　爪に褐色や黒色の筋や帯が現れるのは，爪甲を作る爪母に褐色の色素を作るメラノサイトという細胞があるためです。皮膚でも「黒アザ」や炎症後の色素沈着があります。昭和40年前後には，化粧品が原因で顔面に黒い着色を生じた色素沈着型皮膚炎（リール黒皮症）が多発したこともありました。また，ナイロンタオルで背中を擦り過ぎて，背中に色素沈着を起こす摩擦黒皮症というのもありました。

　爪の場合も爪母に炎症を起こすと，メラニン色素が増加して爪甲に褐色や黒色の筋や帯が現れてきます。消えるのに数年かかることもあります。爪白癬（つめみずむし）でも爪甲の根元まで侵されますと，爪甲に褐色や黒色の線条を伴うようになります。爪白癬が治ると，3年後ぐらいに着色は消失します。爪甲カンジダ症でも，よく爪が褐色調を帯びることがあります。数本の指爪に黒い筋や帯が現れるのは，爪母での色素産生の増加によるものが多いようです。見かけは悪いですが，心配する必要はないようです。指先に外力が作用すれば当然爪母に衝撃が伝わるので，メラニン産生が増加するのではないかと想像しています。

　近年ほとんど見ることはないのですが，アジソン病という病気があります。この病気では爪に着色を生じてきます。この場合には，ステロイドホルモンを経口投与すると，着色は消失します。

　手足には20本の爪がありますが，そのうち1本だけに黒い色素帯を生じたときには，色調に変化がないか，幅は広がらないかに注意して観察することにしましょう。乳幼児の場合は爪母に「黒アザ」があることが多く，着色はいずれ消失します。

思春期以後では，色が濃くなったり，幅が広くなってきたら，皮膚科医に相談するのがよいでしょう。稀には悪性黒色腫の始まりのこともあります。

薬剤の内服中に，多くの爪に着色が現れることもあります。

代表的な薬剤としては，ミノサイクリン（抗生物質）があります。内服を中止すると着色は消えてしまいます。尋常性ざ瘡（にきび）の治療に，ミノサイクリンは時々使用されます。

20年以上前のことですが，19歳の女性が爪甲から指先背面に褐色の着色を生じて，内科を受診し，検査で異常を認めないということで，皮膚科に回されてきたことがあります。若い女性ですから，「にきび」の治療を受けていないかを尋ねました。ミノサイクリンを内服していましたので，中止を指示しました。3，4カ月もすると，ほとんど爪甲の着色は消失しました。

抗腫瘍薬の一部でも着色を生じることがあります。

ヒ素中毒でも爪に黒い色が現れます。粉ミルクにヒ素が混入していたために，爪に着色を生じた事件（1955年）もありました。今は使用されていませんが「アルシリン」という胃薬でも爪に灰色の着色を生じたことがあります。

爪白癬の一部でも黒い色が現れることがあります。それは白癬菌の一部にメラニン色素を作る菌種があるためです。この場合には，線条や帯状ではなく，感染した部位全体がベッタリと黒くなります。プロテウス・ミラビリスという腸内細菌が爪に付いたために黒い爪になった人もあります。

4 ▌ 赤色から黒色の着色

爪に外から強い力が作用しますと，爪甲の下に出血します。初めは赤い色なのですが，すぐに黒色に変化します。患者本人に外傷を受けた記憶があれば，問題がないのです。本人に外傷を受けた記憶がないのに，突然爪に黒い色が現れると，驚いて皮膚科を受診します。

出血を疑った時には，1カ月後にもう一度受診していただきます。爪は伸びるものですから，1カ月もすると黒い部分が指（趾）先の方に移動します（図19A）。また，黒い部分を取り出して顕微鏡で見ると図19Bのように赤い色が見えますから，出血であることが確認できます。爪に細長い小さな黒い線条が現れること

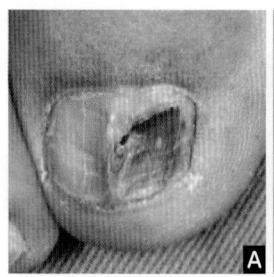 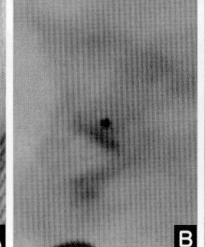 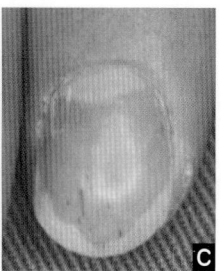

爪甲下出血　　　　顕微鏡で見る。　　　線条の出血

図19　爪甲下の出血

があります。これは爪甲を爪床から引き離すような力が働いた時に現れます（図
19C）。爪甲の先端で何かを擦っても現れることがあります。爪乾癬という病気
でも見られます。この場合は，爪甲下に角質増殖が起きて爪甲をもち上げるため
に起きるものです。

　爪半月の部分が赤くなることもあります。原因はよく判りませんが，ステロイ
ド軟膏を爪半月周囲に外用して，治癒した症例もあります。爪甲の下に血管腫を
生じて赤い色をしていた症例もあります。

10 全身的な影響による爪の変化

　さて，"小爪が小さくなったから"とか"爪の筋が大きく目立ってきたから"といった古くからの「いい伝え」と健康とは，直接の関係はありません。これはもうおわかりいただいたことと思います。

　しかし，肝硬変とか心不全，肺癌など全身的に影響を及ぼす病気にかかりますと，爪にも変化が現れてくることがあります。その場合の特徴は，手，足の全ての爪に同じような変化が生じてくるということです。もちろん，病気の初期では一部の爪，特に手の爪にだけしか変化がみられないこともあります。でも，病気が進むに従って必ず全部の爪に変化がみられるようになります。

　もっとも，爪のこうした変化は，病気がある程度進行してから生じてきますので，検査をすれば簡単にからだの異状を発見することができます。そして，ほかにも全身的な症状も現れてきているはずです。したがって，爪の変化をみるということは，あくまでも補助的な診断として役立つものです。過大な期待をもって，からだの調子は悪いが爪に変ったことがないから大丈夫などと安心することは禁物です。とはいっても，病気の中には，爪の変化が，病気の始まりの症状となっていることもありますし，爪の変化を注意することによって，いち早く異常に気がつくこともできます。ですから，爪の変化を過小評価するのも誤りといえるでしょう。

　なお，爪の形は人によって千差万別です。生まれつき彎曲の強い人も弱い人もあり，また職業など生活環境によっても変化することがあります。ですから，自分のふだんの爪の形をよく知っておくことが大切で，そこで初めてどのように変ったかが問題になり得るのです。

　たとえば，指先が大きくなるばち指も，三世代も続いたという例も報告されています。私自身も，母子ともに普通の爪よりは扁平な爪甲であった例を見ています。

　仕事や生活環境によって変化する場合には，たいてい手の指の爪だけに現れるとか，逆に，足の爪だけに見られて，手に現れないといったもので，手足の全部の爪が変化することは，まずないと言えるでしょう。

　爪の変化は，次の三種に分けることができます。①爪の形が変ってくる，②爪の色に異常がある，③爪郭部に変化を生じてくる。

　といっても，これらの変化が必ず別々に生じてくるわけではありません。①と②が，あるいは②と③が重なってくる例も多くあります。このように，自分の爪について，形，色，爪郭部などの特徴をよくつかんでおくことがまず大切なことでしょう。

1　ばち状指

　太鼓のバチのように指先が膨らみ，爪甲が大きくなったように見える「ばち指」では，爪甲は指先を包むように大きく丸くなってきます。このようになった爪甲を「ヒポクラテス爪」あるいは「時計ガラス爪」といっています。"ばち指"が肺の病気に伴って生じるということは，相当古くから知られていました。紀元前400年も以前に，ギリシャの名医ヒポクラテスによって，その著書"予後篇"に「肋膜および肺の炎症が化膿に移行するときは，手の爪は曲がり，指の先端が厚くなり――」と肺の化膿症の一部として指摘されています。そのため"ばち指"は"ヒポクラテス指"，"ヒポクラテス爪"とも呼ばれています。この"ばち指"はどのようにして生じるのでしょうか。爪甲と末節骨との間の組織が分厚くなるということです。そのために，爪の根元を押さえてみますと，爪甲が上下に動くように感じます。この症状の初期には，組織の間に液体が溜まった状態なのですが，長く続くと，線維組織そのものが増加してきてしまいます。

　どうして，"ばち指"が起きるのかについては，多くの説があります。その一つに血小板由来成長因子（PDGF）が原因という説があります。血小板は巨核細胞から作られますが，実際には全ての血小板が肺循環で作られるという報告があります。ところが，動静脈短絡路が肺循環にあれば，小さな血小板にならないで，大きな血小板が作られて，全身循環に入り，最も末梢の指・趾先端に達して，その部位で衝突して，血小板由来成長因子（PDGF）を放出して，組織の肥大を生

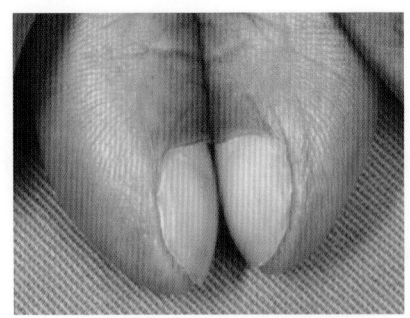

図 20　ばち状指かどうかを見分ける方法
ばち指では両手の拇指爪を密着させると爪
甲の先端に隙間が生じる。

じるというものです。ばち指患者の死後の解剖所見で，爪床部に無数の血小板の
微小血栓を認めたという報告もあります。

　"ばち指"の簡単な判定方法は，両手の拇指爪を 図 20 に示すように密着させる
とよいのです。

　ご自身の両手の拇指爪を密着させてみてください。正常であれば，隙間は爪の
根元にできるはずです。ばち指になると 図 20 のように爪甲の根元は密着し，爪
甲の先端に隙間を生じてくるのです。

　"ばち指"は，先天性心疾患や肺癌，気管支拡張症，肝硬変などで起きますが，
指趾すべての指に同じ変化が起きてきます。最近では，先天性心疾患は，ほとん
ど乳幼児期に手術をしますので，爪の変化を認めることはなくなりました。

　吉村敬三先生の報告ですが，あるとき 59 歳になる患者を診察しました。この
人は，9 カ月ほど以前から"ばち指"に気づくようになったのですが，2，3 カ月
前からは，後爪郭部から関節にかけて痛みを生じてきたといいます。調べてみます
と，下腿から足にかけて，また前腕なども少し腫れて太くなっています。早速，
検査をしてみますと肺に小さな肺癌のあることがわかりました。それが原因で，
骨も太くなってきているのです。このような状態を肺性骨関節症といいます。そ
して"ばち指"は強く出現しているのですが，呼吸障害は全くないのです。この
患者は肺癌を切除しますと，1 週間もしない間に関節の痛みもなくなり，数週間

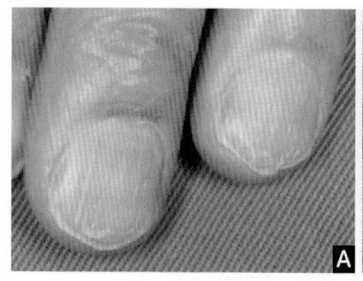
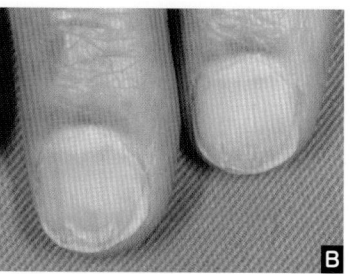

治療前，Hb 7.7g/dL　　　　　　　　治療後，Hb 12.1g/dL

図21　**鉄欠乏性貧血による爪甲層状分裂症**
鉄剤投与によりヘモグロビン（Hb）値が上昇し，爪半月も出現し，層状分裂
も軽減。

で四肢の腫れがみられなくなったばかりでなく，数カ月後には"ばち指"も消失
してしまいました。

　最近では，アスベストによる中皮腫やアスベスト肺によるばち指もみられます。

　爪甲が反り返る匙状爪は，低色素性貧血で生じると言われてきましたが，ほと
んどの場合，拇指，示指，中指の爪にしか現れず，趾爪には認められないので全
身的な影響による変化ではないのです。**6** **2** 21 頁に記したように，爪の切り
方が原因と考えられます。

2 爪甲層状分裂症

　爪甲の表面が雲母のように薄く剥がれる爪甲層状分裂症の一部は，低色素性貧
血が原因となっています。鉄剤を内服すれば治癒します。

　82歳の男性が，爪甲の表面が薄く剥がれるといって受診しました（図21A）。
爪甲の先端の方で，爪甲が薄く剥がれています。また，爪半月もはっきりとは見
えません。血液検査をしますと，血中ヘモグロビン値は7.7 g/dL しかありません。
かなりの貧血です。鉄剤を投与したところ，2カ月後には血中ヘモグロビン値は
12.1 g/dL と上昇し，爪甲層状分裂も少なくなり，爪半月もはっきりと見えるよ
うになりました（図21B）。

　爪甲層状分裂症は，男女比が約1：2で，女性に多く認められます。マニキュ

アで使用する除光液など，爪甲の脂肪分を取るような薬品を使用しても生じます。洗剤を使って水仕事をすることなども爪甲の脂質を減らし，爪甲の水分を減少させ，爪先に外傷が加わって爪甲層状分裂を生じ易くなります。水仕事の多い人はプラスチック手袋かゴム手袋をして，水仕事をすることが必要です。爪甲層状分裂症は，足趾爪に生じることはほとんどありません。全身的な影響よりも局所的な影響により，生じている症例が多いように思われます。

3 黄色爪

指趾の爪すべてが分厚く，少し黄色調を帯びて，爪甲の伸びるのが遅くなる病気があり，黄色爪症候群と呼ばれています。この病気では，下腿に少し浮腫を認め，肺にも胸水が溜まるという変化を伴います。多くの場合，爪の変化から気づかれます。爪甲の伸びる速度も遅くなります。爪甲は爪床から離れているために脱落し易くなります。原因として多いのは気管支拡張症や副鼻腔炎です。副鼻腔炎が原因となっている人がかなり多いように思います。治療に難渋する病気です。抗菌薬を投与しますが，軽快するのにかなり長期間を要します。

関節リウマチの治療薬で，ブシラミンという薬剤がありますが，その内服で爪甲が分厚く，黄色調を帯びてくることがあります。爪甲の伸びも遅くなります。爪甲は爪床部で密着せず，離れているために脱落し易くなります。黄色爪症候群と爪の変化はそっくりですが，薬剤ブシラミンを中止すると元通り正常になります。

4 薬剤による爪の変化

薬剤の内服でも，多くの爪に同じ変化を生じてきます。ミノサイクリンにより爪に着色を生じることがあるのは **9** **3** 34頁に記しました。最近よく使用される分子標的薬では爪郭炎を一部の爪に生じることがあります。

微量元素の欠乏も，爪の異常から見つかることがあります。亜鉛やセレンなどがあります。いずれも人工的な栄養補給時に起き易いことが判っていますので，亜鉛を添加するようになってきました。日本人では亜鉛の血中濃度の低い人が多いようです。

5 爪郭部の変化

　ほとんど全ての爪郭部に，軽度の発赤と腫脹を突然生じてくることがあります。この場合には，皮膚筋炎という病気の始まりのことがあります。全身的な検査が必要になります。50年ほど以前のことですが，入院患者に爪囲炎があるということで，往診を頼まれて診にいったところ，全ての爪の周囲が紅くなっていました。これは皮膚筋炎です，と内科の主治医に伝えました。悪性腫瘍の検索をしたところ，子宮頸癌が見つかりました。子宮頸癌の手術をしたところ，皮膚筋炎も治癒しました。一部の皮膚筋炎では内臓の悪性腫瘍が原因となっています。爪上皮に毛細血管が見えるような場合も，膠原病の徴候のこともあります。

　全ての爪に同じ変化が現れてきた時には，身体に異常があるサインと思っていいのです。手の爪だけの変化では，身体に異常があるサインとはいえないのです。しかしながら，手指の爪に変化が始まることも多いのです。

11 先天性の爪の異常（生まれつきの爪の変形）

　出生時から爪に異常を認める病気はたくさんあります。爪の異常から全身的な異常が見つかることも多いのですが，ここでは爪にだけ異常を認める病気として，ラケット爪，先天性示指爪甲形成異常症，先天性第4趾爪甲前方彎曲症について記します。爪の周囲に小さな爪が見られる異所爪というのもあり，異所爪を切除すれば治癒しますが，非常に稀なので省略します。

1 ラケット爪（貝爪）

　出生時から拇指爪の長さが幅よりも短いという変形です（図22A）。ラケット爪は，両拇指爪に見られることも片側だけのこともあります。比較的多く見られる変形です。この爪の変形は，拇指の末節骨の根元の幅が正常よりも広く，長さが短いために生じるものです（図22B）。

　ラケット爪の手術後の患者さんから相談を受けました。26歳の男性は外観が気になるといって，爪母の両側縁を切除する手術を数年前に某医で受けたのです。確かに爪甲の幅は狭くなっています。しかし，この手術によって爪甲側縁と側爪郭皮膚との繋がりがなくなっています。そのために，拇指に力が入らなくなり，日常生活が不便になったといって受診しました。右拇指爪は少し厚くなって

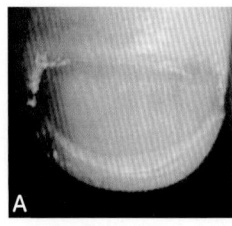
臨床所見

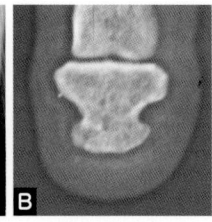
X線所見

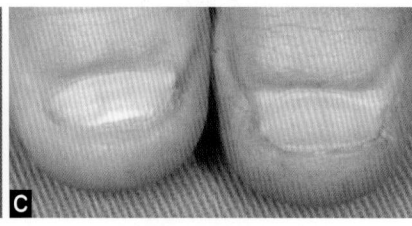
爪母両側縁切除を受けた症例

図22　ラケット爪

いますし，左拇指爪は少し匙状化しています（図22C）。切り取った爪母を元に戻すことは不可能です。手術後の変化を治すことは無理なことを説明して，帰っていただきました。先天性の変形を正常化することはできないのです。

しかし，この患者さんから，側爪郭皮膚と爪甲側縁の繋がりが，爪甲の形や爪甲の機能を維持するのに必要であることを教えてもらったのです。私にとっては大変勉強になった症例でした。

2 先天性示指爪甲形成異常症

出生時から示指爪甲の形成異常を認める変形です。ほとんど爪甲を認めない例，小さな爪甲が示指背面両側に認められる分裂爪型や，爪甲の幅が狭くなっている例などがあります。礒良輔先生により初めて報告され，菊池一郎先生によって英文で報告されました。日本人の症例が多いようです。示指末節骨先端がY字型に分裂しているために起きる変形です。両方の示指に生じることも，片側の示指にだけ生じることもあります。成人になって示指の爪甲の幅が少しだけ狭い軽症の患者さんが受診されますと，診断に迷うこともありますが，示指末節骨のレントゲン写真を見ればすぐに診断は可能です。

治療法はありません。ほとんどの報告が本邦からの症例です。

3 第4趾爪甲前方彎曲症

出生時から足の第4趾爪甲先端が前方に彎曲している変形です。第4趾末節骨が短いために起きる変形です。本邦のIwasa先生により報告されました。1歳前後に気づかれます。第4趾爪甲先端が皮膚に食い込むために痛みを生じてきます。根治療法はありません。対処法としては爪甲を適切に切り取ることになります。同胞例もあります。これも比較的よく見られる変化です。

12 陥入爪 (かんにゅうそう) と 巻き爪

　陥入爪と巻き爪という言葉は，よく同じように使われていますが，原因が異なる病気ですし，症状も異なる病気です。全く別の病気ですが，両者が合併することもあります。以下に詳しく説明します。

1 陥入爪

　患者さんは足の拇指（第1趾）が巻き爪になって痛いといって受診しますが，実際には陥入爪の人が多いのです。巻き爪の方が言い易いのでしょうか？　認知度が高いのでしょうか？

　この2つの病気は全く別のものです。病気の原因が違うのです。

　陥入爪の原因は深爪です。中学生ぐらいから陥入爪の患者さんは増えます。手指の爪は深爪の人が多いのですが，陥入爪はほとんどありません。手指の爪には強い外力が作用しないからです。深爪＋外力が陥入爪の原因です。第1趾の爪を短く切っていると，爪甲の側縁に大きな力が加わった時，たとえば，けつまずいたり，走って着地した時などに体重以上の力が第1趾先端に作用します。そのような時に，爪甲の側縁先端が，その周囲にある組織を傷つけることになります。傷ついた場所に炎症が起きて，赤く腫れ，痛みを伴います。そのために一層爪甲側縁先端が周囲の組織を傷つけることになります。歩いても痛くなります。そのために爪甲側縁先端をさらに短く切る人が多いようです。一時的には痛みがなくなりますが，一層深爪となります（図23A）。そのうちに出血しやすい肉芽が生じてきます（図23B）。両側にできることもあります。爪を切る時に，爪甲側縁の一部を棘（爪棘）のように切り残す人がいます。棘が周囲の皮膚に突き刺さり，炎症を起こしてきます。図23Cに示す例で，趾先の赤く腫れた部分は，爪棘が皮膚に内側から刺さって起きたものです。

　いろいろな治療法が報告されています。以下に，治療法のいくつかを記します。

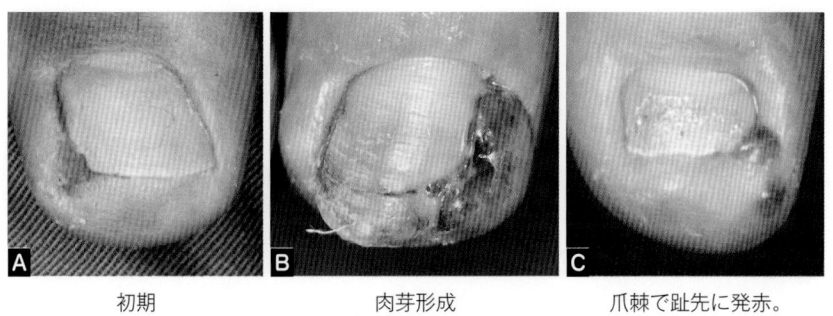

A	B	C
初期	肉芽形成	爪棘で趾先に発赤。

図 23　陥入爪のいろいろ

①爪母側縁除去法

　陥入爪の原因は深爪なのですが，爪甲の側縁を生えなくすればよいと考えた外科医の先生たちがいたのです。確かに，炎症を起こす原因になっているのは爪甲側縁先端です。そこで爪甲の外側縁が生えないようにするために，爪母の外側部分を切除する方法を考えました。その結果，陥入爪は治ったのです。切除する替わりにフェノールという腐食薬を使う医師や，レーザーを使って爪母の側縁の除去をする医師もいます。これらの方法は，世界中で広く行われています。

　爪がしっかりと第1趾の趾先の背面に固定されているのは，爪甲の側縁と側爪郭の皮膚が繋がっているためなのです。ですから，爪母の側縁を除去するのは，爪甲の側縁が生えなくなるために，側爪郭の皮膚と爪甲側縁が繋がらなくなります。そのために，爪甲の体重を支えている力をなくすことになるのです。爪甲は根元の部分は固定されていますが，爪甲側縁が側爪郭と繋がっていないために，第1趾の屈側に加わる力を支えることができなくなります。そのために，末節骨のない部位の第1趾の先端は，しだいに盛り上がり，爪甲が伸びるのを妨害するようになってきます。その結果，爪甲は分厚くなり，爪床部から浮き上がるようになります。

　手術後1年，ときには10年以上過ぎてから，手術を受けた爪の爪甲が分厚くなったり，趾先が痛くなったりして悩むことになります。図24には爪母側縁切除後に起きた爪甲の変形の状態を示しています。どの症例を見ても第1趾先端が

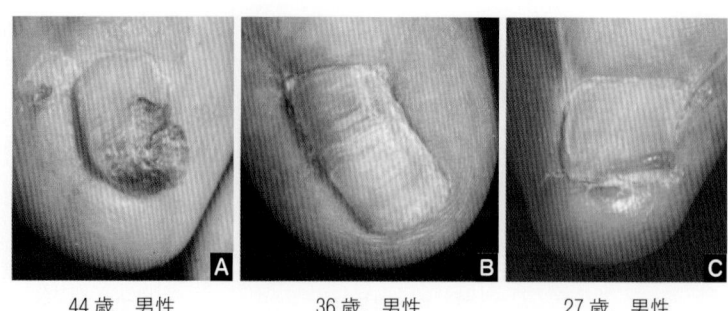

44歳, 男性   36歳, 男性   27歳, 男性

図24　爪母側縁切除後の症例

隆起しているのは明らかです。爪甲も脱落し易くなります。

　このような方法は世界的に広く行われていますが，勧められる方法ではないと思います。英文でこのことを世界中に訴える必要があると思っています。日本の医師は日本語での発表を認めない傾向があります。困ったものです。

　術後の状態を 図24 に示していますが，陥入爪は確かに治っています。しかし，術後の爪甲の変形も酷く，良い治療法とは言えないでしょう。手術を受けた患者さんが，手術を行った医師を訪れて，術後の状態を訴えれば，このような手術は行われなくなると思うのです。しかし，変形を起こした患者さんは元の術者（医師）を訪れずに，たいていは別の医師を受診します。私は機会あるごとに爪母両側切除術は良くないことを書いていますが，今でも多くの施設で行われているのが現状です。この手術の困った点は爪の変形だけではなく，最終的には次に記すような状態になります。

　66歳，女性が第1趾先端の疼痛を訴えて受診しました（図25）。以前に陥入爪のために，爪母の両側を切除する手術を受けていました。その後，第1趾の先端が痛くなり，受診したところ爪甲が生えなくなるように，爪母の切除術を受けたとのことです（図25）。第1趾先端の痛みが爪甲によるものと考えられたのでしょう。実際には爪甲が側爪郭皮膚と繋がっていないために，第1趾先端の隆起を防げないので，第1趾先端にあるべき脂肪組織（クッション）が周囲に移動してなくなり，末節骨の先端に外力が直接作用して，痛みが生じているのです。そうい

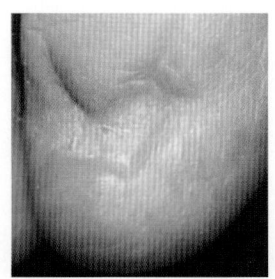

図25　陥入爪術後に生じた
疼痛のために爪母の切除を
受けた症例

う理由ですから，爪甲を生えなくしても，痛みは消失しないのです。治療法はないことになります。

　第1趾爪甲を短く切り続けて，第1趾先端に痛みを生じた症例を 図11 に示しましたが，その症例と痛みの原因は同じです。

　欧米の教本には，さらに恐ろしい治療法が記されています。痛みをなくすために第1趾の切断をするとよいとされています。確かに第1趾の末節部の骨を除去すれば，第1趾末節骨先端に外力が作用するために起きる疼痛はなくなります。でも，歩行時や走ったりする時に，第1趾は非常に大事なものです。

　爪の構造や，機能を理解しない治療法は良くないのです。

②爪甲の彎曲を矯正する方法

　爪甲の彎曲を矯正して陥入爪を治すという考えの人たちもいます。爪甲の表面に形状記憶合金製の板を貼付けて，彎曲を矯正して治療しようという方法もあります。金属の板が剥がれ易く，成功率は低いようです。また，B/Sブレイス法では，特殊に加工されたプラスチック製の板を爪甲表面に貼付けて，彎曲を矯正して治療します。成功率は低いようです。爪甲の先端にクリップのような金具を付けて，彎曲を矯正する方法もありますが，陥入爪では爪甲が短く切られているのが原因ですから，この方法では金具を取り付けることは不可能です。VHO法という，爪甲側縁にフックを掛けて，針金を中央に引き寄せて彎曲を矯正して，陥

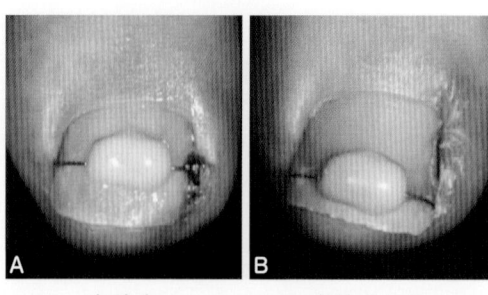

初診時　　　　　　　初診 50 日後

図 26　VHO 法による陥入爪の治療 (ネイルサロンで施術された)。18 歳, 女性

入爪を治療する試みもあります。VHO 法を行うには麻酔を必要としないので, 医師以外の人でも施術が可能なのです。図 26 に示す例は 18 歳の女性で, ネイルサロンで VHO 法による陥入爪の治療を受けていました。成功するかどうかを観察していたのですが, 50 日後にはほとんど治癒状態になりました。軽症の陥入爪では VHO 法でも治るようです。

③アクリル人工爪療法

　私も陥入爪の治療として, 35 年ぐらい前には爪母の外側を切除する手術を行っていましたが, 深爪が原因で起きる病気ですから, 手術療法に疑問をもつようになりました。陥入爪は, 爪甲の彎曲が強いために起きる病気ではありません。深爪, 爪甲が短いために起きる病気ですから, 理屈の上では爪甲を長く伸ばしてやればよいことになります。そこで, 爪甲を長くする方法がないものかと思案していたのです。同僚の看護師にも話していました。そうすると, あるとき看護師の一人が「先生, 女性の読む雑誌に『爪の長さを自由にできる方法がある』という広告が掲載されています」と教えてくれました。早速, そのキットを百貨店で購入して, 人工爪を作ろうとしたのですが, キットに含まれている人工爪作製用の土台は, 正常な爪を伸ばすのには有用なのですが, 陥入爪の治療には使用不可能でした。今度は爪甲の側縁先端に挿入する, 薄くて丈夫な材料探しが始まりました。またまた, 看護師さんが「先生, 使用済みのレントゲン・フィルムが使

えるのでは」と提案してくれました。レントゲン・フィルムは患者さんの記録ですから、3年間の保存が義務づけられていますが、その後は廃棄されます。廃棄されるレントゲン・フィルムを使ってみると、上手く人工爪ができました。

　人工爪による陥入爪の治療法を皮膚科医の会で講演したところ、聴衆の医師の一人が、それは歯科で使っているアクリル樹脂と同じものでしょうと教えてくれました。こうして多くの同僚や医師の助けで、アクリル人工爪療法は完成しました。感謝！　感謝！　です。

　歯科で使われているアクリル樹脂を使って、短く切られた爪甲の上にアクリル人工爪を装着して爪甲を長くする方法は、理論的にも良い方法と考えています。爪甲側縁で爪甲下に小さく切り、折り曲げたレントゲン・フィルムを挿入する時に、痛みがありますので、麻酔が必要となります。そのために、医師しか治療を行えません。類似の方法にガター法というのもあります。爪甲側縁にプラスチック・チューブを挿入し、アクリル樹脂で固定します。これも良い方法です。

　アクリル人工爪療法について簡単に説明します。

　使用する材料は、歯科で使用されている常温重合レジンであるアクリル樹脂粉末と、アクリル樹脂液、麻酔薬の1％リドカイン注射液、人工爪の土台を作るのに必要な使用済みのレントゲン・フィルム、レントゲン・フィルムを固定するための紙絆創膏です。アクリル樹脂混合物を、爪甲からレントゲン・フィルム上に塗布するための小筆が必要です。これは水彩画用の小筆を使っています。また、小筆に付いたアクリル樹脂混合物を除去するのにアセトンが必要です。

　図27Aの例は、爪甲の両側が短く切られて、右側では肉芽も認められます。第1趾の基部で1％リドカインによる伝達麻酔を行った後で、左側の爪甲側縁に沿って小さく切ったレントゲン・フィルムに、折り目をつけて挿入したところが図27Bになります。麻酔をしていないと、この時に痛みがあります。爪甲の側縁が短く切られているのが判ります。次に爪甲の表面からレントゲン・フィルムの上にかけて、アクリル樹脂粉末とアクリル樹脂液を混合したものを小筆を使って塗布します。数分すると樹脂が硬化し、固まります。図27Cは樹脂が硬くなった後で、レントゲン・フィルムを除去した状態を示しています。この後、反対側にも同じ操作をすると、アクリル人工爪が完成します。術後当日から入浴も可能

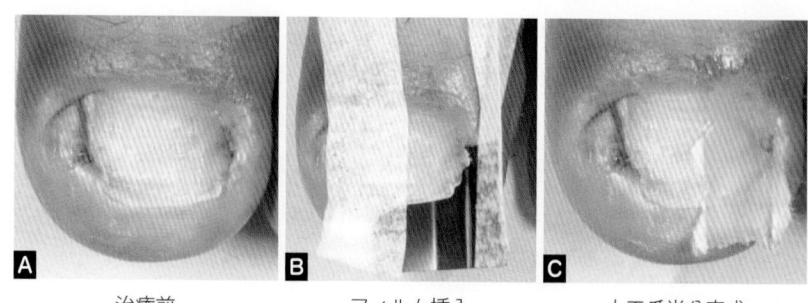

| 治療前 | フィルム挿入 | 人工爪半分完成 |

図27　アクリル人工爪の作製方法

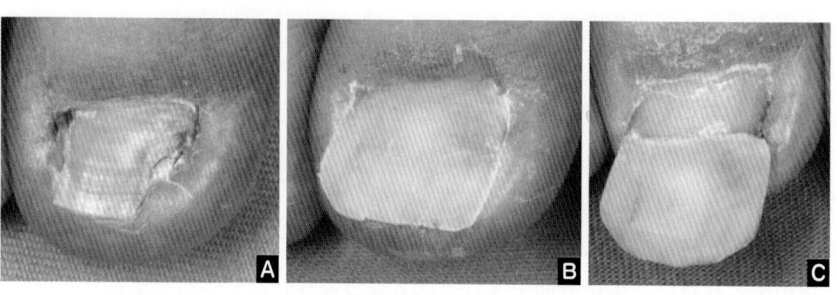

| 初診時 | 人工爪作製 | 3カ月半後 |

図28　爪甲両側縁が極端に短い陥入爪の治療例

です。この後は普通に生活できますが，アクリル人工爪はガラスのように丈夫です。割れ易い，かけ易いという欠点があります。跳んだり，跳ねたり，走ったり，人工爪をほかの物にぶつけたりすると壊れます。この点には注意が必要ですが，通常2，3カ月は大丈夫です。

　実際の症例を，次にお示しします。

　26歳の東京に住んでいる女性が，東京であちらこちらの皮膚科で治療しても治らなかったと言って，大阪の堺市にある私の診療所まで治療を受けにやってきたのです。患者さんの爪を診ますと，第1趾爪甲は両端が非常に短くなっています（図28A）。

　人工爪は硬いのですが，ガラスのような硬さなので，衝撃に弱く，壊れ易いのです。アクリル人工爪を作っても成功するかどうか不安だったのですが，人工爪

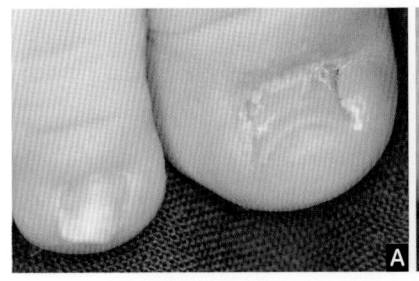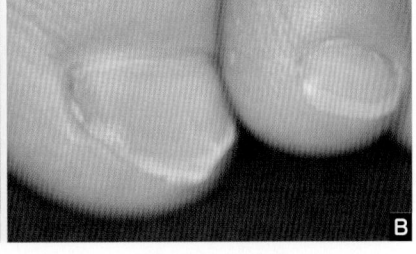

5カ月，乳児　　　　　　　　　　1歳6カ月，小児

図29　乳児の足趾爪の成長に伴う変化

を作製して壊さないように注意を与えました（図28B）。3カ月半後にまた受診しました（図28C）。

　人工爪は無事でしたし，本人の爪も正常に伸びていました。本人の努力に感謝し，ほっとしました。再度，アクリル人工爪を作製し，東京に帰ってもらいました。多分治癒したと考えています。

　アクリル人工爪療法は，爪甲が短く切られていても完全に治すことができる優れた治療法なので，多くの医師がこの方法を利用してくれることを希望しています。ただし，中学生や高校生では人工爪装着後の安静が十分に守られないことが多く，1カ月もしないうちにはずれてしまい，人工爪を再度付け直すことになることもあります。治療期間は，患者本人の爪甲側縁が趾先よりも長くなるまでなので，深爪の程度によって変ります。深爪の程度が軽い場合には1回の施術で治癒しますが，深爪の程度が酷いと3，4回ぐらい施術を必要とすることもあります。

2 巻き爪

　人の爪甲は，根元で作られる時にはかなり丸くなっています。

　生後間もない赤ちゃんの爪は，指・趾ともに彎曲が強いのですが，足の趾爪では赤ちゃんが歩くようになると，かなり扁平になります。

　実例を示します。5カ月，乳児の趾爪はかなり丸く，趾先の皮膚に少し食い込んでいます（図29A）。ところが，1歳ごろになって歩くようになると，趾爪は

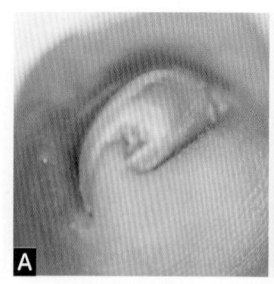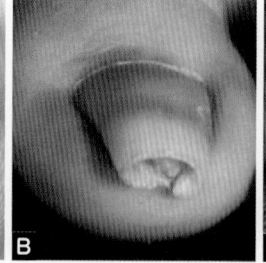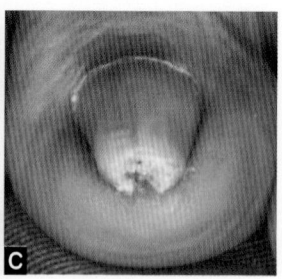

47歳，男性　　　　　　25歳，女性　　　　　　43歳，女性

図30　巻き爪のさまざまな症状

扁平化します（図29B）。足趾の屈側に力が加わると，趾爪が扁平化するのです。

　さて，巻き爪の症状ですが，爪の形を前の方から見ると，爪甲の片側だけが内側に彎曲し，平仮名の「つ」の字のようになっているもの（図30A），爪甲の両側とも内側に彎曲して円筒形になっているもの（図30B），ときには平仮名の「の」の字のように見えるものなどがあります。爪甲が彎曲するだけでなく，分厚くなっている場合もあります（図30C）。爪甲の変形は先端だけではなく，爪甲の根元から始まっていることがこれらの図で判ると思います。このような爪甲の変形のために，歩行時に痛みを伴うようになって，治療を受けるようになります。ネイルサロンでも巻き爪の矯正を行っているところもあります。

　成人の巻き爪はどうして起きるのでしょうか。それは先端の細い履物と靴の履き方に原因があるのです。先の尖ったハイヒールは爪の変形だけではなく，外反拇趾の原因にもなっています。

　あるとき，当院を1年間に受診した巻き爪患者の年齢分布，性別を調べてみました。患者数は男性13人，女性68人の合計81人でした。男女比は1：5.2となり女性が圧倒的に多くなっていました（図31）。

　男性では両方の第1趾爪に生じていたのが8人で，右第1趾爪に生じていた人が5人でした。女性では両方の第1趾爪に生じていた人は37人で，右第1趾爪のみの人は17人，左第1趾爪のみの人は14人でした。

　10歳代から30歳代の女性は5人でしたが，全て両方の第1趾爪が巻き爪に

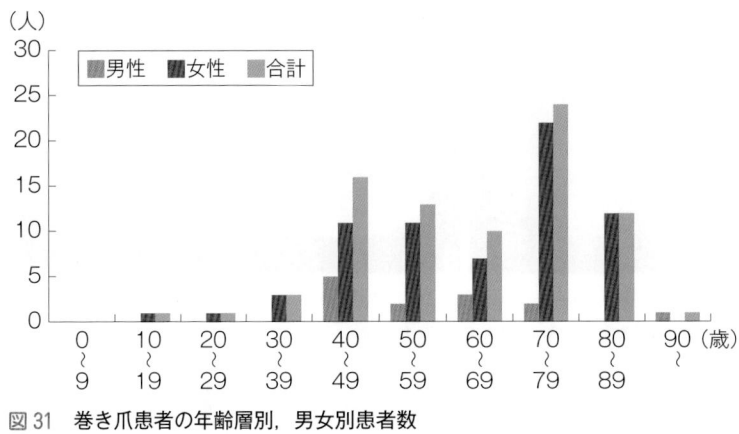

図 31　巻き爪患者の年齢層別，男女別患者数

なっていて，いずれも先端の細い靴を履いていました。男性の場合も，先端の窮屈な靴を履いている人たちでした。

　高齢者では歩行時に第１趾に十分に力が入らない人も多くなりますし，また高齢で車椅子を使用するようになると，歩かないために足趾の屈側に力が加わらないので巻き爪となる場合もあります。

　巻き爪の治療法には多くの方法が考案されて，一部の器具は市販もされています。初期の軽症の例では，市販の器具を爪甲先端に装着して治る可能性もあります。

①超弾性ワイヤー法

　巻き爪の治療としてよく行われているのは超弾性ワイヤー（マチワイヤー）を用いる方法です。健康保険ではできません。自費診療になります。

　手軽で，簡単な方法です。ところが，爪甲が硬かったり，厚かったり，薄かったりすると，上手く矯正されません。爪甲の両端に孔を開けて，その孔に針金を通して，彎曲を矯正します（図32）。図32Bは，爪甲の先端だけが平らになっています。図32Cでは爪甲が分厚いために全く矯正されていません。ワイヤーの矯正力と爪甲の厚みが適合しないと，上手く矯正されないのです。

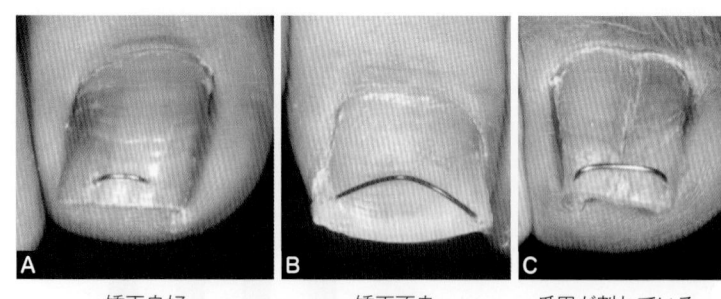

| 矯正良好 | 矯正不良 | 爪甲が割れている。 |

図 32　超弾性ワイヤーによる矯正の実例

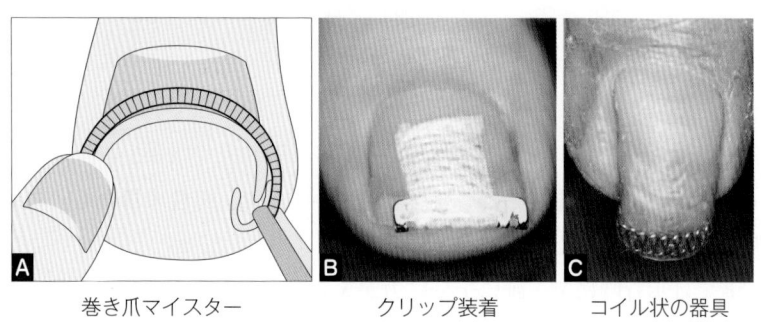

| 巻き爪マイスター | クリップ装着 | コイル状の器具 |

図 33　矯正器具を取り付けた状態

②器具を用いる矯正法

「巻き爪マイスター」というものが最近発売されました。超弾性ワイヤーの周囲にコイルばねがあり，その先端に U 字型のフックを付けたものです。

U 字型のフックを片側の爪甲側縁に引っ掛けて，工具を用いて U 型フックを潰して固定します。その後，コイルを伸ばしながら，反対側の爪甲側縁に U 型フックを取り付けて，U 型フックを潰して固定します。爪甲が伸びてくると，U 型フックを根元の方に移動するという方法です（図 33A）。爪甲の幅に合わせて，大きさは爪幅 14 mm から 25 mm まで 4 種類あります。「巻き爪マイスター」装着後は，その表面を絆創膏で覆っておくと良いとのことです。巻き爪マイスターの効果に関しては，まだよく判りません。爪甲に柔軟性がある，軽症例に対しては有効と考えられます。ただし，巻き爪の形はさまざまで，「つ」の字型や「の」

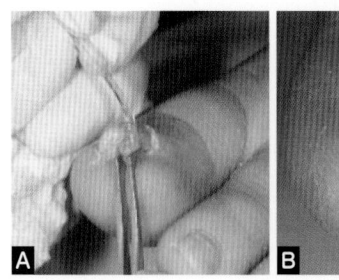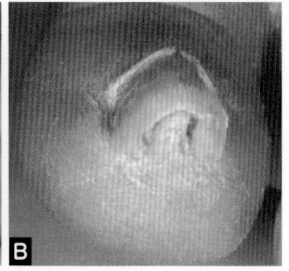

図34　ペディグラス法による巻き爪の矯正
A：施術中
B：爪甲の表面先端に透明な装具が接着されている。

の字型もありますから，全ての場合に上手く矯正されるとは思えません。

　彎曲した爪甲の先端に，特殊な加工を施したクリップを付けて彎曲を矯正する方法もあります（図33B）。装具は市販されています。手軽な方法ですが，矯正力は十分ではありません。コイル状の器具を取り付けて受診した患者もいます（図33C）。これも矯正力は十分でないようです。爪甲の先端では少し彎曲が矯正されているようですが，側爪郭と爪甲が繋がっている部位では，ほとんど彎曲は矯正されていないように思われます。

　VHO法という方法があります。ドイツで開発された方法です。自費診療になります。爪甲の両側縁にフックを掛けて，それに繋がる針金を中央に寄せて，爪甲の彎曲を矯正する方法です（図26参照）。かなり，有効な方法です。しかし，厚い爪や彎曲が強すぎる巻き爪に対しては問題があるようです。麻酔をしないので，ネイルサロンでも行われています。術者によっては爪甲を薄く削ってフックを掛けているようです。

③ペディグラス法

　ペディグラス法という方法は，特殊な透明なプラスチックの矯正具を用いて，少しずつ彎曲を矯正する方法です（図34A）。矯正した状態で，プラスチックの板を爪甲に接着剤で貼付けてしまいます。そのために，外観がよいのが利点です（図34B）。毎月1回矯正を繰り返します。1年間ぐらい治療に通う必要がありま

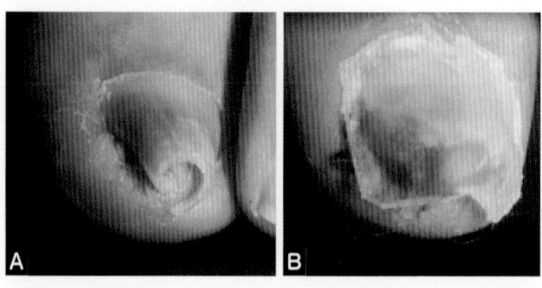

図 35　巻き爪に対するアクリル人工爪療法
A：初診時
B：アクリル人工爪を装着した状態

す。フットケアを行う一部の店で行われています。

　変形の強い巻き爪に対しても矯正力があるようです。

④アクリル人工爪療法

　巻き爪では，爪甲は根元から爪甲の中央の縦軸に向かって曲がっています。足
趾の爪甲が根元から先端まで伸びるのに約 1 年かかります。そのために，どの方
法でも治療期間は最低 1 年間以上必要になります。もちろん，アクリル人工爪で
も彎曲の矯正ができます。

　41 歳女性が，左第 1 趾爪の巻き爪を訴えて受診しました。爪甲を前方から見
ると「の」の字の形に巻いています（図 35 A）。爪甲を広げてアクリル人工爪を装
着しました。アクリル人工爪の材料や作製方法は前述しましたので省略します。
巻き爪の矯正では，レントゲン・フィルムの下に綿花を詰めて彎曲した爪甲が，
元に戻らないようにすることが必要になります。綿花は人工爪作製後も，詰めた
ままにしておきます。そうしないと人工爪作製後に爪甲が元の位置に戻ってしま
います。「の」の字になっていた部分は，完全に矯正されています（図 35 B）。こ
の後も数カ月おきにアクリル人工爪を装着し直して，1 年後には完治しました。

　しかし，爪甲が厚く，硬い場合には，このように上手くは矯正できません。

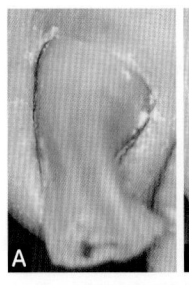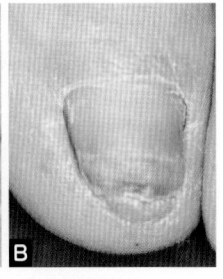

図36　巻き爪に対する爪甲除去術
発育方向が曲がっている巻き爪でも抜爪
すれば正常な爪となって再生する。
A：初診時。発育方向曲がっている。
B：抜爪5カ月後

⑤爪甲除去術による矯正

　厚い爪や極端に変形した巻き爪では，なかなか矯正は困難です。極端に変形した爪甲でも，爪甲を抜いてやると正常な爪甲が再生してきます。発育方向が曲がっていても，まっすぐに再生してきます（図36）。

　55歳の女性が，巻き爪でワイヤー法による治療を長期間受けているが，治らないといって受診しました。爪を診ると，発育方向は曲がっていますし，爪甲はかなり厚くなっています。ワイヤーで矯正できる状態ではありません（図36A）。アクリル人工爪療法でも，発育方向の異常は矯正不可能です。爪甲を除去すれば，治ることを説明し，患者さんの同意を得て抜爪しました。5カ月後には正常な爪甲が，まっすぐに再生してきました（図36B）。抜爪後は趾先端が挙上しないようにテープで下方に下げるように，日中はテープを装着することにしていただきました。現在は，全く正常な爪になっています。

　欧米の本には，爪甲の発育方向が曲がっている時には，爪甲を除去した後に，爪母の位置を正しい方向に移動するような手術の記載もあります。実際には抜爪するだけで，正常な方向に再生してくるのです。人の身体は上手くできているのです。おそらくあまり抜爪をしたことがない人が頭の中で考えた方法なのでしょう。

　巻き爪は手の拇指にも，ときに生じます。原因は不明です。ワイヤー法もVHO法も，アクリル人工爪療法も，手の拇指には不適当です。手の拇指爪にワイヤー

があると，仕事をするのに不便です。VHO 法も，拇指爪の上に異物があれば不潔になり易いですし，仕事をするにも不便です。アクリル人工爪は手指では 2, 3 週間ではずれてしまいます。この場合も，抜爪が良い治療法になります。手指の場合には，抜爪後にテープを装着する必要もありません。手指の爪には，掌側に強い力が加わらないからです。

　車椅子を利用している人にも巻き爪が起こります。この場合の原因は，歩かないことにあります。趾の裏側（屈側）に力が加わらないために起きるものです。生後間もない乳児と同じです。アクリル人工爪療法で，爪甲の彎曲を矯正すると治ります。治療期間は 1 年間で，その間に 3 カ月ごとにアクリル人工爪を装着し直すことになります。

13 爪甲鉤彎症
（そうこうこうわんしょう）

　爪甲鉤彎症というのは，かなり多い爪の病気ですが，俗称はないようです。

　外観は牡蠣の貝殻のように見えたり（図37B），ときには山羊の角状に反り返ったりする（図37E）と教科書に書かれています。全く違う外観の症状の変化を1つの病名にしています。原因は同じようなものですから，仕方がないのかもしれません。

　爪甲が分厚くなり，靴を履くと疼痛を生じて，靴を履けなくなりますし，若い人では夏にサンダルを履けないという悩みもあります。

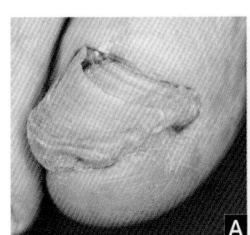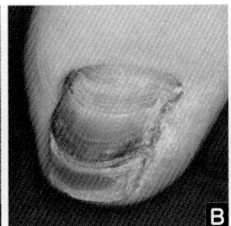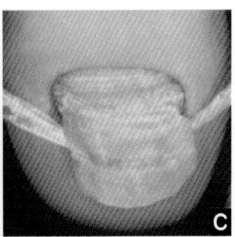

上から見た例（A,B）　　　　　　　　爪甲の下に紐が通る。

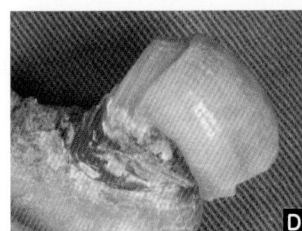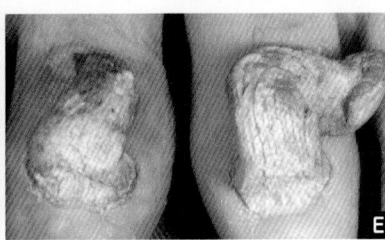

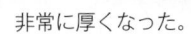
　　非常に厚くなった。　　　　山羊の角状になった例

図37　爪甲鉤彎症のさまざまな臨床像

1 症　状

　爪甲鉤彎症の爪甲は，混濁した爪甲が何重にも重なっているように見えます（図 37 A,B）。爪甲の両端が，側爪郭の皮膚と繋がっていないので，爪甲の前縁下に紐を置いて，根元の方に紐を移動することができます（図 37 C）。第 1 趾に生じることが多いのですが，他の趾爪に生じることもあります。治療の対象になるのは第 1 趾の爪甲鉤彎症です。足趾先端の部分が盛り上がっています。この趾先端の皮膚の隆起が，爪甲の伸びるのを妨害するために起きる病気です。

　欧米の教本には，さまざまな説が記載されていますが，根拠のないものが大多数です。

2 罹患者の年齢

　高齢の人に多い病気と思っていましたが，調べてみると若い人にも認められる病気でした。

　平成 19 (2007) 年から平成 20 (2008) 年にかけて私の診療所を受診した患者さんの年齢を調べてみました。20 歳代で爪甲鉤彎症になっている人もいます。40歳代から罹患者は増加し始めて，50 歳代，60 歳代と増加し，70 歳代で最大となっています。男性が 16 名，女性が 154 名でした。男女比は 1：9.6 で，女性に圧倒的に多いことが判ります。罹患者のほとんどが女性です（図 38）。

　この男女比からは履物の影響が大きいように思われます。女性が履くパンプスやハイヒールは，歩行時に足の固定が不十分なためではないかと思います。そのために足の第 1 趾に負担がかかり，爪甲が脱落したり，爪甲下出血を起こしたり，爪甲の成長が妨げられたりするのではないかと想像しています。また，紐のある靴を履いている場合でも，紐をしっかりと結ばないで，靴を履き易く，脱ぎ易くしている人が多いようです。靴の中で足が前方に滑ると，足趾に負担がかかります。

　医師による第 1 趾爪甲を除去する手術も，その後の手当が悪ければ，その後に爪甲鉤彎症を生じることになります。爪甲を除去した後は，爪甲が正常に伸びるように趾先端を布製のテープで押さえるように指導することが必要なのです。

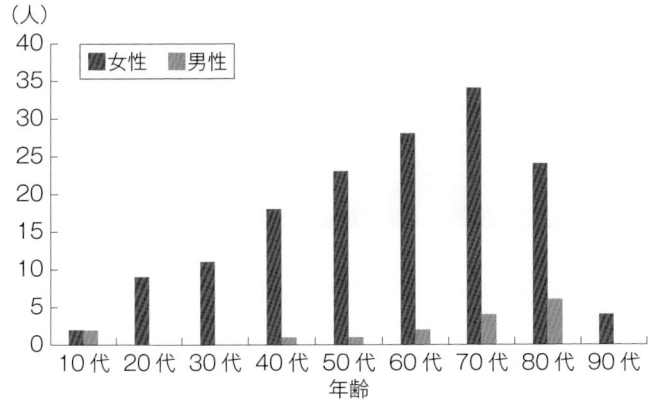

図 38　爪甲鉤彎症患者の年齢，性別の分布

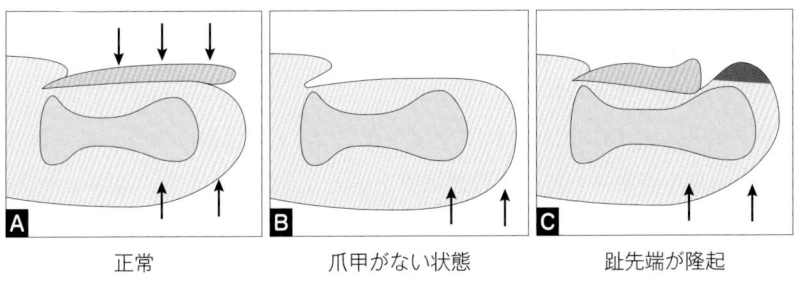

| A 正常 | B 爪甲がない状態 | C 趾先端が隆起 |

図 39　爪甲鉤彎症の起きる理由

3　どうして爪甲鉤彎症になるのか

　どうして爪甲鉤彎症が起きるのでしょうか。爪甲が脱落すると，爪甲が足趾の先端を押さえることができなくなり，足趾の先端の部分が隆起して，爪甲の伸びるのを妨げるからではないかと考えています。第1趾爪が根元から伸び出して趾先端に達するまでの期間は，およそ1年間必要です。その1年間の間に，普通に生活していれば，趾先端は盛り上がってしまうのです（図39）。

　正常に爪甲がある状態では，歩行時などに足趾の裏側（屈側）に加わる力は爪甲が支えています（図39A）。ところが，爪甲がない場合には，歩行時などに足趾の屈側に加わる力を支えるのは，末節骨と足趾先端の組織ということになりま

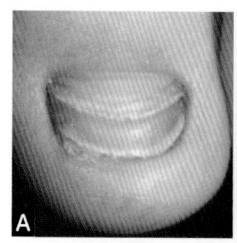 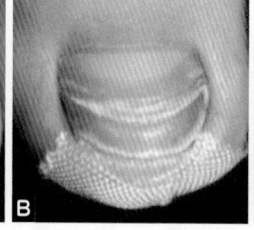 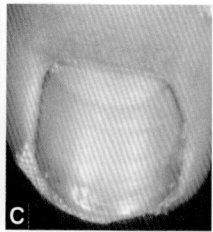

初診時　　　　　　　　１カ月半後　　　　　　　７カ月後

図 40　爪甲が伸びなくなった例（10 歳，女児）

す（図 39 B）。爪甲が伸びてくるのに時間がかかります。第１趾では先端まで爪甲が到達するのに約１年です。爪甲が抜け落ちた後にも，ハイヒールを履き続けていれば，爪甲が第１趾先端まで伸びる前に，足趾先端が隆起して，爪甲が伸びられなくなると考えられます（図 39 C）。

10 歳の女児が母親に連れられて受診しました。１年半前に学校で机が倒れて，左第１趾の爪甲が脱落して，その後爪甲が生えてきたけれども，途中で伸びなくなったということです。

初診時の状態は図 40 A に見られるように，左第１趾の爪甲は二重になり，足趾先端は盛り上がっています。治療として，日中は左足第１趾先端をテープで下方に下げるように指導しました。１カ月半後に再受診した時には，図 40 B のように爪甲は順調に伸びています。

７カ月後には図 40 C のように完治していました。小学生ですからハイヒールは履いていませんが，普通に生活していても足趾先端は盛り上がるのです。この小学生が治療しなければ将来，本当の爪甲鉤彎症になったと思われます。

4　治　療

図 40 に紹介した症例のように，足趾先端の盛り上がりが爪甲の伸びるのを妨害しているのです。歩行時に足趾の裏側に力が加わるのを防げば，治癒する可能性があります。米国のストーン（Stone, OJ）先生は，寝たきりの人で爪甲鉤彎症が自然に治癒したという例を報告しています。

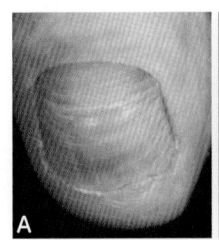 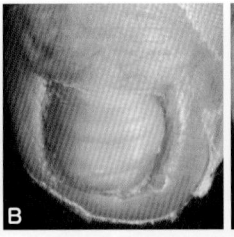 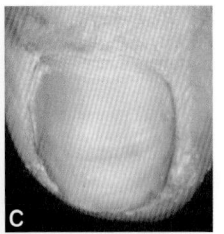

初診時　　　　　　抜爪5カ月後　　　　抜爪9カ月後

図41　爪甲鉤彎症の治療例（50歳，女性）

　そこで爪甲鉤彎症の変形した爪甲を抜爪して，足趾先端の盛り上がっている部分を，日中はテープで押し下げるようにすれば治癒すると考えられます。抜爪すると，新しく伸びてくる爪甲の側縁は，側爪郭の皮膚と繋がっています。爪甲は，足趾裏側に加わる力を支えることができるようになります。実際に抜爪し，テープ固定を行ってみますと，8割近くの人は治癒します。実例を図41に示します。

　50歳，女性の症例ですが，第1趾爪甲が分厚くなり，靴を履くと痛くなるし，夏に素足でサンダルを履くこともできないと訴えていました。爪甲鉤彎症は治療によって治る病気であることを説明し，爪甲除去術を行いました。爪甲除去後は，毎日日中は趾先端が挙上しないようにテープで下方に押し下げるように固定してもらいました。就寝前にはテープを除去するように指示しました。この女性では爪甲の伸びる速度が速く，抜爪9カ月後にはほとんど治癒の状態になりました（図41C）。

　テーピングは，足趾先端の盛り上がりを下げるために行います。

　テープは伸縮性のない布製のテープを使用します。市販されています。盛り上がっている部分の片側にテープを固定して，下方に引っぱり，足趾の反対側の背面に固定します（図42A）。次に反対側の盛り上がっているところを下げるようにします（図42B）。日中のみ行い，就寝中はテープを除去します。テープは何本使ってもかまいません。とにかく足趾先端の盛り上がりが下がれば良いのです。日中にテープがずれてくれば，テープ固定を再度行います。

　抜爪して，その後テーピングを行っても，途中で爪甲が伸びなくなる症例もあります。趾先端の隆起部が，爪甲の伸びるのを妨害しているのです。隆起した趾

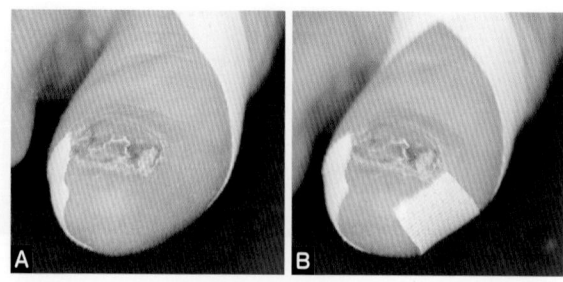

図42　テーピングの方法 (趾先端の隆起を押し下げる方法)
A：片側の隆起部を下げる。
B：反対側を下げる。

先端部分を指先で触れると，そこに末節骨の先端を触れることができます。指で下に下げることができないようであれば，いくらテープで固定しても下に下げることはできません。この場合には，末節骨の隆起部を除去する手術を行います。そうして先端の隆起部を平坦にすることが可能になります。そうすれば，ほとんどの症例で，爪甲は順調に伸びてきて治癒します。

　爪甲鉤彎症は，多数の爪に生じていることもあり，症例に応じて対処法を考える必要もあります。

　図43に示す症例は，ほとんど全ての足趾爪が変形，肥厚しています。重症の爪甲鉤彎症です。このようなとんでもない症例も年に1例ぐらいは受診します。靴も履けない状態ですから，QOL (生活の質) を改善するためには，全ての爪甲を爪切りで切って，靴を履けるようにします。これで患者さんのQOLは改善されたことになります。

　高齢で手術を希望しないような患者さんでは，爪を切るだけでもQOLが改善します。図44Aに示す症例は，車椅子を利用している患者さんで，両足の第1趾爪を爪切りで切るだけにしましたが，2年後にはかなり正常な爪になっています (図44B)。車椅子で生活し，ほとんど歩かないのですから，第1趾の裏側 (屈側) に力が加わらないので，正常な爪甲になってきたのだと思います。前述のストーン先生の報告に似ています。

　巻き爪の項 (**12** **2** **3** 55頁) で紹介したペディグラス法でも，爪甲鉤彎症の治

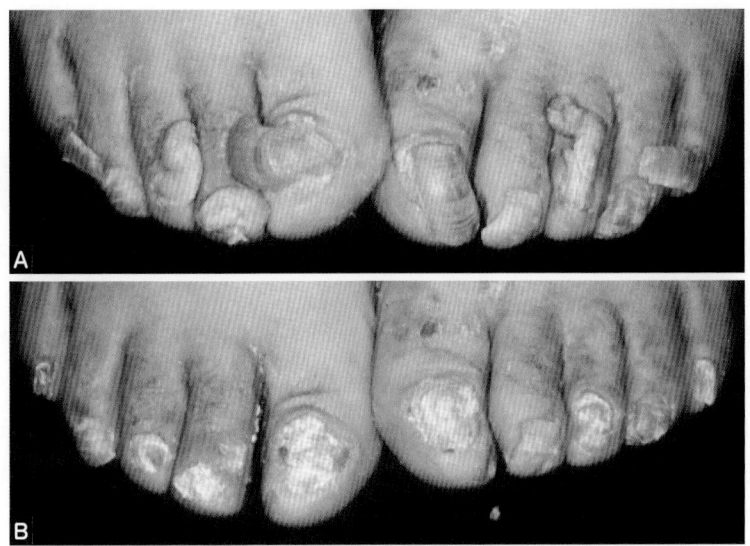

図43 爪甲鉤彎症に対する保存的治療
A：52歳，女性。初診時
B：爪切りで爪を切った状態

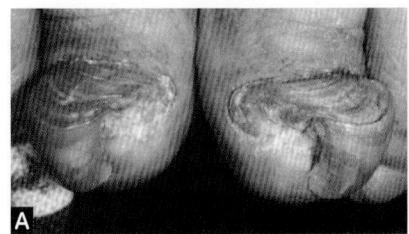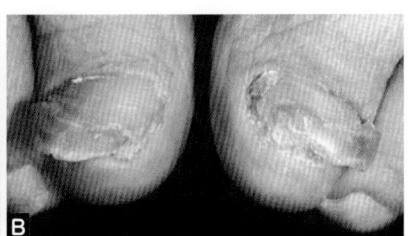

83歳，女性。初診時　　　　　　　　爪甲を削って2年後
図44 爪甲鉤彎症に対する保存的治療の経過

療を行っています。最初に爪甲をほとんど全部削ってしまって治療をして，成功している例も多いようです。月に1回施術を受ける必要があるようです。しかし，第1趾先端の隆起が強い症例では，爪甲側縁と側爪郭の繋がりはできないようです。

　欧米では爪甲鉤彎症の治療は抜爪して，爪母を破壊するような治療法が記されています。爪を生えなくするということです。患者さんが望んでいるのは，正常な爪になることではないでしょうか。

14 多重爪

　爪甲が二重あるいは三重と重なって見える症状に対して，二重爪あるいは多重爪という名称を中西健史先生が使っています。爪甲鉤彎症でも爪甲は二重，三重に重なっています。爪甲鉤彎症と違って，多重爪では爪甲側縁と側爪郭皮膚が繋がっていることです。そのために，趾先端は隆起していません。

　45歳の女性が20日前に，岩盤浴で右第1趾をつまずいて，それ以後疼痛があると言って受診しました。骨折はありません。よく見ると左右第1趾爪が先の方で二重になっています（図45A）。左第1趾爪は，10年来二重爪が続いているということでした。20日前の岩盤浴での事故は関係がありません。日中は，テープ固定をしてもらうことにしました。

　6カ月後には図45Bのように，初診時に認めた爪甲前方の二重になっていた部分はなくなっていますが，両第1趾爪の根元近くが二重になっています。岩盤浴で，つまずいた時の影響かもしれません。この後もテーピングを続けていただいて，6カ月後にはほぼ治癒しました。

　二重爪，多重爪は爪甲が一部で二重になっているのですが，これは古い爪甲の下に新しい爪甲ができて，古い爪甲を押し出しているのです。ですから，爪甲が一度爪母から離れて，新しい爪甲が作られたことになります。衝撃が爪母に加

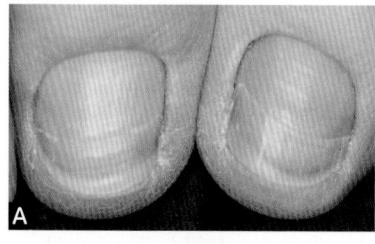
初診時

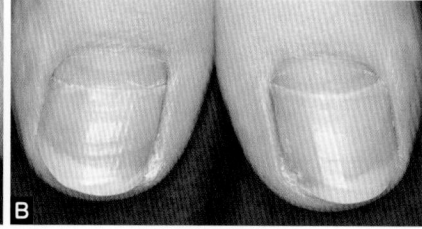
6カ月後

図45　多重爪（45歳，女性）

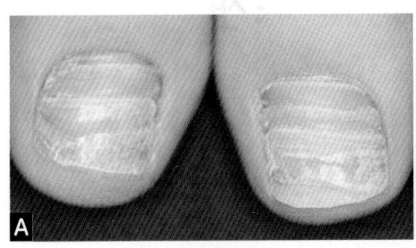
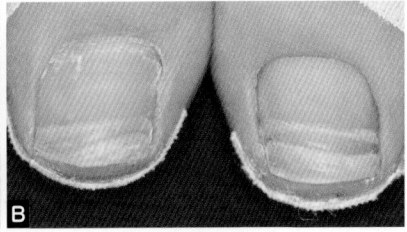

初診時　　　　　　　　　　　　10カ月後

図46　多重爪（16歳，女性）

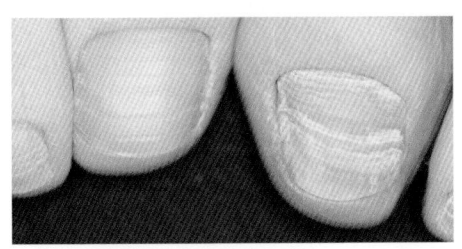

図47　多重爪
両足の第1，2趾爪に多重爪（41歳，女性）

わったことを意味しています。

　次の症例は16歳女性で，高校生です。3年前から両足の第1，2趾爪に多重爪を生じているといって受診しました。

　運動もしないということです。原因は不明ですが，第1趾爪は3重あるいは4重になっています（図46A）。靴の履き方を指導して，日中はテープ固定を行うように指示して10カ月後には著明に改善しました（図46B）。爪甲の根元の方半分は全く正常ですから，このまま治癒したと考えています。

　41歳の女性が両足の多重爪を訴えて受診しました。第1，2趾爪に多重爪を認めます（図47）。

　2，3年前から現れたようです。子どもによく足を踏まれるということでした。原因かどうかは判りませんが，子どもに足を踏まれないように注意しました。

　原因はよく判りませんが，爪甲が二重になるということは外力により爪甲の脱落を生じていることになります。その爪甲の脱落を繰り返しているのです。ここ

には治癒した例を示しました。しかし，ハイヒールを常用する若い女性で，一時的に正常化するのですが，4年間も治療を続けても完治しなかった症例もありました。この女性の場合は，ハイヒールを履かないようになれば，治癒するのではないかと思います。

　原因のはっきりとしない症例が多いのですが，靴の履き方にも問題があるのではないかと考えています。靴を履いた時に，足が靴の中で前後に動くような状態が二重爪，多重爪を生じる原因の一つではないでしょうか。靴紐をしっかりと結ばないで靴を履いている人が多いように思います。多重爪から爪甲鉤彎症に移行した症例もあります。

15 / レトロニヒア（後爪郭部爪刺し）

　「後爪郭部爪刺し」は，後爪郭部に発赤，腫脹，疼痛を生じるので，細菌感染による「ひょう疽」とよく間違われて治療される病気です。

　爪甲が伸びなくなるのが特徴です。比較的最近になって注目されるようになった病気なので，全くご存知ない医師も多いのではないかと思います。そのために，症例を示しますが，間違った治療を受けている患者さんも多いかもしれません。

　以下に実例を示します。

　68歳，男性が2年前から第1趾後爪郭部に炎症を繰り返し生じるようになり，X皮膚科で抗生物質の内服による治療を繰り返し受けていました。3月中旬から後爪郭部の炎症が悪化し，抗生物質の内服とゲンタシン®（ゲンタマイシン）軟膏の外用による治療を受けていましたが，軽快しないために3月29日に，ほかのY皮膚科を受診しました。そこで後爪郭部より排膿を認め，抗菌薬の投与を受けましたが，軽快しないために当院に紹介され，4月8日受診しました。

　患部を診ますと，左第1趾後爪郭部は腫脹し，軽度に発赤を伴っています（図48A）。爪甲は不透明となり，爪根部は浮き上がっている状態です。爪根部を圧すると，わずかに排膿を認めました。爪甲はほとんど伸びず，最近は爪を切った

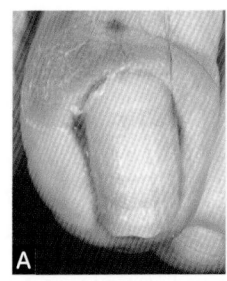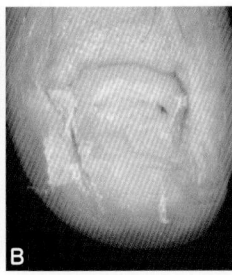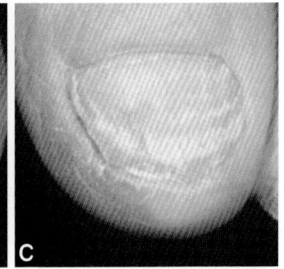

初診時　　　　　　抜爪1カ月後　　　　　抜爪6カ月後

図48　後爪郭部爪刺し（レトロニヒア）。68歳，男性

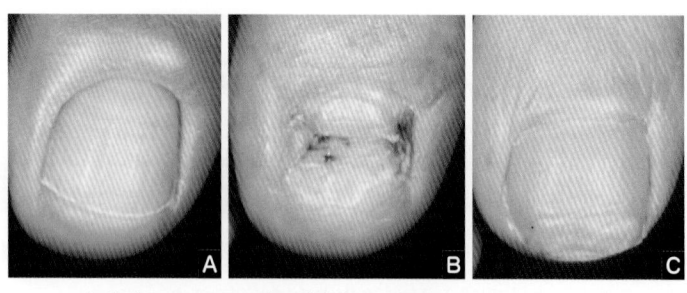

初診時　　　　　　爪甲除去術1カ月後　　　　7カ月後

図49　後爪郭部爪刺し（レトロニヒア）。44歳，女性

こともないとのことでした。

　爪甲を抜いてみますと，爪甲の下には新しく形成された爪甲が2枚重なっているのが判りました。その新しい2枚の爪甲も除去しました。1カ月後には順調に爪甲が再生し（図48B），6カ月後も順調で（図48C），1年後には完治しました。抜爪後は日中テープ固定を行って，第1趾先端の隆起を防いだのは当然のことです。

　44歳，女性が正月にエスカレーターで転倒してから，右第1趾爪甲は2，3カ月間伸びていないといって某年5月13日に受診しました。経過を尋ねますと，5日前から右第1趾爪甲の周囲が発赤，腫脹し，Z整形外科を受診し，抗生物質の投与を受けたが昨日から腫脹が増強した，ということです。

　早速，右第1趾を診ますと，後爪郭部を中心に発赤，腫脹を認め，爪甲は一部に透明度の低下を認めました（図49A）。2，3カ月も爪甲が伸びていないのですから，後爪郭部爪刺し（レトロニヒア）に間違いありません。

　治療として爪甲除去術を行いました。爪甲を除去してみますと，新しい爪甲を認めましたが異常を認めなかったので，そのままとしました。1カ月後には順調に爪甲の再生を認めました（図49B）。その後は，趾先端の隆起を防ぐためのテープ固定を日中行うことを指導しました。7カ月後には治癒しました（図49C）。

　二重爪や多重爪では，新しく再生した爪甲が，古い爪甲を押し出してくれるのです。しかし後爪郭部爪刺し（レトロニヒア）では，新しくできた爪甲が，古い

爪甲と密着していないために，古い爪甲を押し出すことができないのです。その
ために，古い爪甲が根元に留まって，後爪郭部内で異物として作用し，炎症を起
こすものです。そのために細菌感染と間違われることになります。

　治療としては，古い爪甲を除去する必要があります。

16 足と靴

　足趾の変形には，靴の影響が大きいのです。靴の選び方，履き方が非常に大事です。そこで，ここでは足と靴の問題をお話しすることにします。まず，靴を買うのは普通の人は夕方がよいのです。

　理由は，朝よりも夕方の方が足が腫れているからです。この大きく膨らんだ足に合わせて靴を購入すると，足と靴の不適合は少なくなります。

　次に，自分の足趾の形を知っておくことも大事です。足趾の形は人それぞれです（図50）。第1趾が一番長いエジプト型の人もいれば，第2趾の一番長いギリシャ型の人もいます。

　靴選びの話しをすると，患者さんの中には，「私は幅の広い靴を選んでいます」という人がありますが，幅の広い靴が良いのではなく，足の形にあった靴が良いのです。

　靴を選ぶ時には靴を履いて足先を靴先につけて，踵と靴の間に指が1本入るぐらいが良いのです。そして靴を履く時には踵を靴の後ろにつけて，靴紐をしっかりと結ぶと靴先と足先の間には指1本分の隙間ができることになり，足趾を傷め

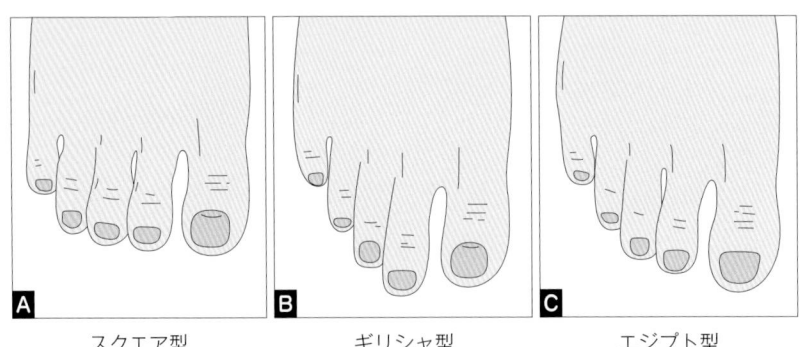

A	B	C
スクエア型	ギリシャ型	エジプト型

図50　足のつま先の形のいろいろ

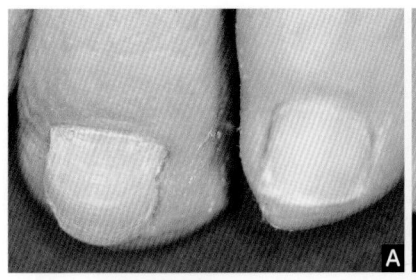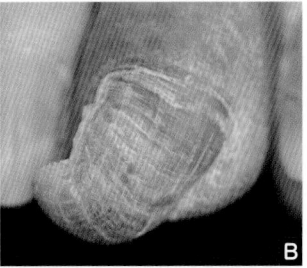

図51　ギリシャ型の第2趾に起きた爪の変形

ることはありません。靴紐を緩く結んで靴を脱ぎ易く，また履き易くしている人をよく見かけますが，この流儀は足趾爪の健康に対しては落第です。

　エジプト型の人では第1趾が長いので，第1趾に合わせて靴を選べば良いのです。

　ギリシャ型の人では第2趾が一番長いので，それに合わせて靴を選ぶことが大事です。そうしないと，靴を履いた時に，第2趾が靴の中で虐められて，第2趾爪に変形を起こしますし，第2趾そのものが前屈したハンマートウになります。

　第2趾爪の爪甲下に出血を起こしたり，爪甲が分厚くなったり（図51），ときには爪甲鉤彎症になることもあります。

　靴を脱いだり，履いたりするのに，便利なように，靴の紐をしっかりと結ばない人もいます。これも足趾に対して悪いのです。靴を履く時には，靴紐をしっかりと結んで，靴を脱ぐ時には紐を緩めて脱ぐ習慣を身につけるようにしましょう。パンプスやハイヒールでは足が前に滑りますので，足が前に滑らないように靴に滑り止めを付ける方法もあります。100均でも売っています。地震の際に家具が転倒しないようにする「滑り止め：防振粘着マット」を使っていた人もいました。パンプスやハイヒールは長時間履かないようにすることが一番大事です。職場によっては，主として販売員などにヒールの高い靴を1日中履くことを強要しているところもあるようです。困ったことです。

　外反拇趾は，第1趾が外側を向いて，根元の関節の部分が突出（バニヨン：腱膜瘤）して，痛みを伴うようになります。図52の足は，靴の形と同じになって

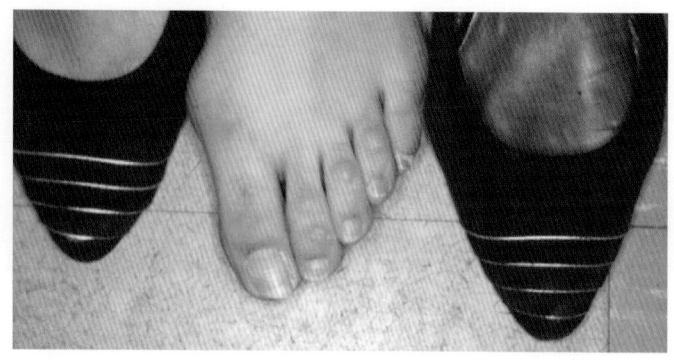

図 52　**靴による足の変形**
外反拇趾。足の形が靴の形になっている。

います。外反拇趾を伴っています。足の変形は，身体にもさまざまな症状を起こす原因にもなります。

　足に変形を起こすような靴の選び方は良いとはいえないでしょう。現代の纏足です。靴にはさまざまなタイプがあります。自分の足の形に合わせて靴選びをすることが大事です。地下足袋のように，靴の先端が二股に分かれている靴もあります。二股に分かれた靴を履けば，軽度の外反拇趾は軽快するかもしれません。

　第2趾や第3趾が屈曲するハンマートゥになりますと，まっすぐに立った時に重心が踵になるために，前から押されると後ろに倒れ易くなります。不適切な靴を履くために起きる現象です。正しい靴選びをするようにしましょう。靴の後ろを踏んで，スリッパのようにして履いている人も見かけますが，靴の履き方も大事です。

　ところが，学校によっては制靴といえばよいのでしょうか，学校の指定した通学靴を履くことになっている場合があります。紐のない靴が指定されているときには，足が固定されないことになります。足が靴紐で固定されないために足趾に障害が起きている例もあり，困ったことです。

17 　爪白癬（つめみずむし）

　足趾爪の爪白癬は，日本人の 10 人に 1 人がもっているといわれています。爪白癬は足白癬（みずむし）があると，それに引き続いて起きてきます。足白癬は日本人の 5 人に 1 人が罹っているといわれています。年齢が高くなるほど罹患者は増加します。足白癬も爪白癬も，真菌の一種である白癬菌の感染により起きる病気です。余談ですが，時々「足白癬症」という人がいますが，これは間違いです。「癬」という字には病気の意味が含まれています。「疥癬」「乾癬」「魚鱗癬」にも症は付けません。

　足白癬は温かくなると，足に痒みのある水疱を作ったり，足趾の間が紅くなったり，足底の皮膚の表面の角質がめくれたりしてきます。そのために足白癬に罹っていることを思い出します。

　ザ・ズートルビーが歌ってヒットした水虫の唄（作詞・作曲：山田進一，補作詞：足柄金太，補作曲：河田藤作）の歌詞には

　　「夏になると思い出す
　　　君と歩いた　あの渚
　　　せつなくうずく水虫は　君と僕との愛のしるし」

と歌われています。

　なお，足白癬の治療では症状のあるところにだけではなく足の裏全体に抗真菌薬を塗布するのが大事です。症状のないところにも白癬菌はいるのです。3 カ月間症状がなくても外用を続けます。足白癬と自己診断して，自分で購入した市販の外用薬を塗布して，症状を悪くする人がいます。足の病気は足白癬以外にも多くの病気がありますから，やはり最初に皮膚科で正しい診断を受けることが大事です。

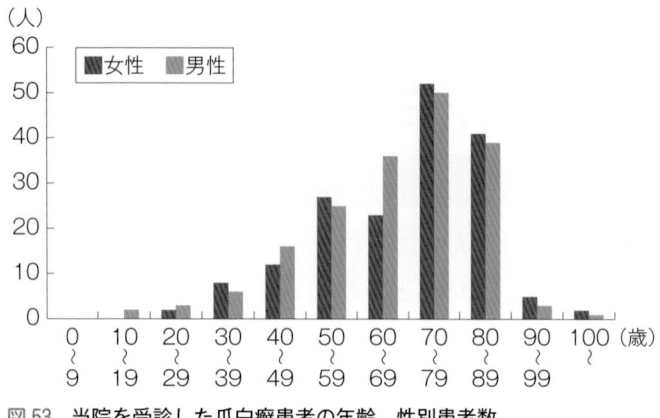

図 53　当院を受診した爪白癬患者の年齢，性別患者数

　ところが，足趾の爪白癬には基本的に自覚症状がありません。爪の一部が濁っていたり，少し分厚くなるだけです。爪白癬は手指の爪にも起こります。指爪の爪白癬も自覚症状はありませんが，見た目に悪く，そのためにすぐに治療を始めるようになります。たいていは足白癬があります。足趾の爪をじっと見つめる人はほとんどありません。

　爪が濁っていても気づかないのです。10 年，20 年と放置されていることも多いのです。しかし，爪白癬は白癬菌の貯蔵庫になっていますので，足白癬が治らない，あるいは治り難い原因の一つにもなっています。自分自身のみならず，他人への感染源にもなっているのです。

　乳幼児の爪白癬の患者さんも稀に受診します。この場合には，必ず家族に足白癬患者がいます。爪白癬のために爪が変形し，痛みを伴うこともあります。爪白癬は治る病気なのです。

　令和元 (2019) 年に爪白癬で当院を受診した人の年齢，性別を調べたところ 図 53 のような結果でした。年齢が高くなるにつれて，患者数が増加しています。とくに 60 歳代以上の高齢者に多いことが判ります。男女ほぼ同数でした。

1　症　状

　爪白癬の症状は，白癬菌の感染経路によって 4 つに分けられています (図 54)。

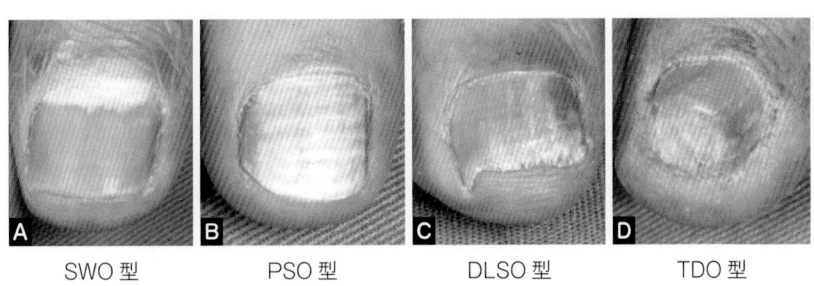

A	B	C	D
SWO 型	PSO 型	DLSO 型	TDO 型

図 54　爪白癬の感染経路による分類

　SWO 型というのは，爪甲表面の根元の方から白癬菌の感染が始まったもので，表在性白色爪白癬と言います。非常に少ないタイプです。

　PSO 型というのは，爪甲の根元の深い部分から白癬菌の感染が起きたもので，近位部爪甲下爪白癬と言います。このタイプも少ないものです。

　DLSO 型は，爪の先端や爪甲下，側縁部から白癬菌の感染が始まり，だんだんと根元の方に感染範囲が広がるもので，一番患者さんの多い普通のタイプです。遠位部側縁部爪甲下爪白癬と言います。

　TDO 型は，爪白癬の成れの果てで，治療しないと爪全体が白癬菌に侵されるようになります。全爪型爪白癬と言います。爪甲全体が白癬菌に侵されて，爪甲が分厚くなり，爪甲全体が混濁してきます。永年の間，全く治療をしないでいると，いずれはこのタイプになります。

　爪白癬の症状は，爪の混濁と肥厚です。SWO 型では爪甲の表面に異常を認めますが，それ以外の型では爪甲の表面には光沢があり，変形もありません。自然に爪甲が崩れることもありませんが，濁っている部分を削る人はいます。指爪，足趾爪の全部が爪白癬になるようなことはほとんどありません。私は 50 年以上皮膚科医をしていますが，20 個の爪すべてが爪白癬に罹患した人は 2 名しか経験していません。また，爪の症状は爪ごとに異なっているのも特徴です。白癬菌の一部には，メラニン色素を産生する菌があります。そのような白癬菌が感染した場合には，罹患した部分が黒くなることもあります。黒い色に驚いて，悪性黒色腫（メラノーマ）ではないかと言って受診する患者さんもあります。

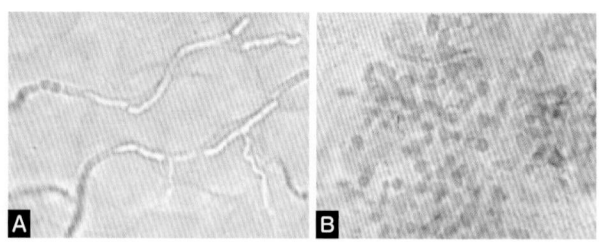

図 55　爪白癬の鏡検所見
A：苛性カリでの所見
B：クロラゾール染色での所見

2 診 断

　爪甲の混濁した部分や爪甲下の角質を削り採って，スライドガラスの上に置いて，カバーガラスをかけて覆います。カバーガラスとスライドガラスの隙間に10〜20%の苛性カリ液を入れてから，スライドガラスを65〜70℃前後に温めます。スライドガラス上の液を沸騰させてはいけません。その後，顕微鏡で観察して，白癬菌の有無を調べます。これを直接鏡検といいます。鏡検というのは顕微鏡検査の略です。苛性カリ液の替わりにクロラゾール真菌染色液（米国では市販されています）を用いる方法もあります。真菌が青く染色されて見やすくなります。

　直接鏡検をしないで，爪白癬の診断を下す医師がいるのは困ったことです。爪白癬は症状を見れば判ると豪語されている皮膚科医もおられますが，私には外観だけでは爪白癬かどうかは判りません。図 55 に直接鏡検の所見を示しています。

　苛性カリ標本では，顕微鏡の視野を絞って見るので白癬菌は少し光って見えます。紐状に光っているのが白癬菌です（図 55 A）。白癬菌以外の物体を白癬菌と誤認しないようにしないといけません。クロラゾール染色では，白癬菌は青く染色されます（図 55 B）。

　私は患者さんに顕微鏡所見をモニターに映して見せています。クロラゾール真菌染色の方が，患者さんには判り易いと思います。自分で持っている白癬菌を見せると，治療意欲が上がるように思っています。

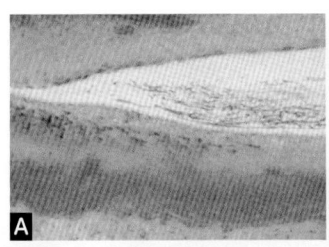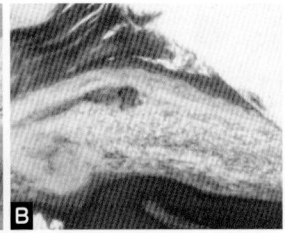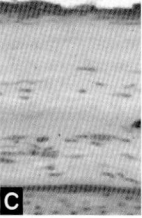

図56　爪白癬の組織所見（爪甲内で赤く染まっているのが白癬菌）
A：爪根部の所見
B：爪を削っていた例
C：爪甲の一部

3 爪白癬の組織所見

　爪白癬の組織を少しだけ示すことにします（図56）。白癬菌は普通の染色では見ることができません。PAS染色という染色を行うと，真菌は赤く染まってきますので，見ることができるようになります。

　図56Aは，白癬菌が爪甲の根元の下半分にまで認められますが，爪母上皮にはほとんど炎症を生じていません。図56Bは，爪甲の先端の部分を患者さんが削っていたものです。爪甲のほとんど全体に赤く染まった白癬菌を認めます。図56Cでは，爪甲の全体に白癬菌を認めますが，菌の分布は少しまばらになっています。図56Cのような例で角質を採取すると，その中に白癬菌が入らないことも起こります。白癬菌が爪甲内にいるために，爪甲は混濁して見えるのですが，白癬菌は密に詰まっていない場合もあるのです。

4 爪白癬を治療する必要性

　痛くも痒くもない爪白癬は，治療する必要がないと考える人もおられるかもしれません。先ほども記しましたが，爪白癬は白癬菌の貯蔵庫になっています。そのために足白癬が治らなくなります。足白癬は，夏になると痒くなります。冬には，足底や踵にひび割れ（亀裂）が起きて痛みを伴うこともあります。家族への感染源にもなっています。

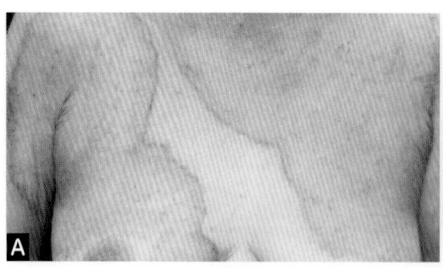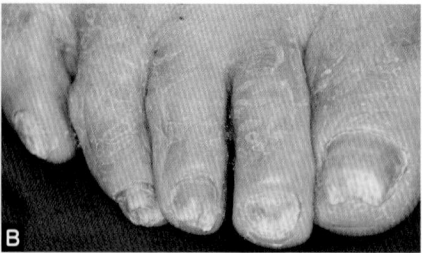

体部白癬　　　　　　　　　　　　足趾爪白癬

図57　体部白癬と足趾爪白癬（80歳，女性）

　あるとき，両親が1歳の子どもの足趾爪が白く濁っているといって受診しました。子どもの足趾爪を調べてみると，爪白癬でした。早速，父親の足を調べてみると，爪白癬と足白癬に罹患していました。父親から子どもに感染したに違いありません。二人とも同時に治療しました。

　令和2（2020）年の6月に，80歳の女性が6カ月前から，ほとんど全身に痒い病変があると言って受診しました（図57）。

　診察をしてみると，体幹および四肢に境界の明瞭な落屑を伴う紅斑が多数ありました。正常な皮膚の方が少ないぐらいに病変部が拡がっていました（図57A）。そこで，足を見せていただくと足白癬と爪白癬（図57B）がありました。足白癬から自分で体幹，四肢に白癬菌を移したに違いありません。感染源は自分の足白癬なのです。

　私は体部や股部の白癬をみる時には，必ず足趾もみるようにしていますが，多くの患者さんで趾爪白癬を認めています。

　爪白癬を治療しないと，足白癬も治らずに，体部白癬（顔を含む）や股部白癬を生じる原因にもなっているのです。

　爪の変形が酷くなると，痛みを生じることも，細菌感染を生じることもありますし，靴を履けなくなることもあります。爪白癬が軽症の間に治療することが肝要です。

5 治療薬

　1960 年以前には爪白癬は治らない病気でした。爪を抜いて白癬菌に非常によく効く外用薬を塗布しても治らなかったのです。古い教科書では，爪白癬の治療については全く記載がありませんでした。ところが，「グリセオフルビン」という抗生物質が白癬菌に効果のあることが判り，本邦では昭和 37（1962）年に発売されました。爪白癬が治る病気になったのは「グリセオフルビン」が使えるようになってからです。

　私が皮膚科医になったのが，昭和 38（1963）年のことです。国民皆保険になったのも昭和 37（1962）年のことです。爪白癬の患者さんを「グリセオフルビン」の内服で治療しましたが，ときには治りの悪い患者さんもありました。しかし，多くの爪白癬の患者を治すことができました。

　平成 9（1997）年には，テルビナフィンが発売になり，平成 11（1999）年には，イトラコナゾールが発売になりました。いずれも「グリセオフルビン」よりも治療効果が優れていました。その後，本邦では平成 20（2008）年に「グリセオフルビン」の発売が中止になりました。平成 30（2018）年になって，ホスラブコナゾール（ラブコナゾールのプロドラッグです。）が発売されました。

　爪白癬を外用薬で治すという，エフィナコナゾール（クレナフィン®）爪外用液が平成 26（2014）年に発売され，平成 30（2018）年には，ルリコナゾール（ルコナック®）爪外用液が発売されました。いずれも爪甲の表面に 1 年間も外用します。現在，非常によく使用されているようですが，有効率は軽症例に対して15 ％前後しかありません。また，同時にある足白癬の治療も外用薬で行う必要があります。

　内服薬の場合には有効率は 50 ％以上ありますし，追加の内服を行えばほとんど治癒します。同時にある足白癬も完全に治ります。内服薬の場合は，副作用が気になりますが，それほど多いものではありません。血液検査をしながら内服すれば，副作用を怖れる必要はありません。どのような薬剤でも副作用はあります。ビタミンＢでも，漢方薬でも副作用の報告はあります。日常口にする食べ物でも，蕁麻疹やショックを起こすこともあるのですから。

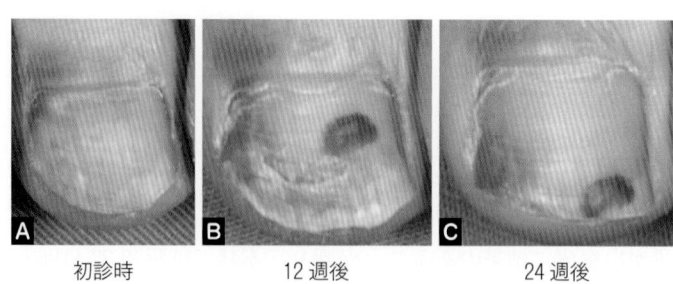

初診時　　　　　　12 週後　　　　　　24 週後

図 58　テルビナフィンでの治療例 (49 歳, 女性)

　最近の『日本皮膚科学会皮膚真菌症診療ガイドライン 2019』では, テルビナフィン, イトラコナゾール, ホスラブコナゾールの 3 薬が, 推奨度 A ランクになっています。エフィナコナゾール (クレナフィン®) 爪外用液と, ルリコナゾール (ルコナック®) 爪外用液は, 推奨度 B ランクになっています。爪白癬の治療は内服療法を行うのが良いのです。

　テルビナフィンは, 1 日 1 錠 (125 mg) を 24 週間内服します。イトラコナゾールは, 1 日に 400 mg を 1 週間内服し, 3 週間休薬するというのを 3 回繰り返します (パルス療法と言います)。ホスラブコナゾールは, 1 日 1 Cap (100 mg) を 12 週間内服します。ホスラブコナゾールは体内に吸収されると, ラブコナゾールとなって白癬菌に作用します。これら 3 種類の薬剤は内服期間も異なりますし, 値段も異なります。イトラコナゾールは, 併用禁止薬や併用注意薬が多いのが難点です。

　血液検査を行いながら治療に当たれば, 経口抗真菌薬の内服をそれほど心配することはありません。

6　治療例

　テルビナフィンによる治療例を示します。図 58 の例は 24 週間の内服で, 1 年後には完治しました。図 59 の例は, 爪甲が非常に分厚くなっている症例です。24 週間の治療では治癒せず, 3 カ月休薬後にまた治療を行い, その後完治しました。根元から正常な爪甲が伸びてきて, 分厚くなっている爪甲を押し出しています (図 59 B)。このように分厚くなった爪も, テルビナフィンを内服すれば治ってしまうのです。

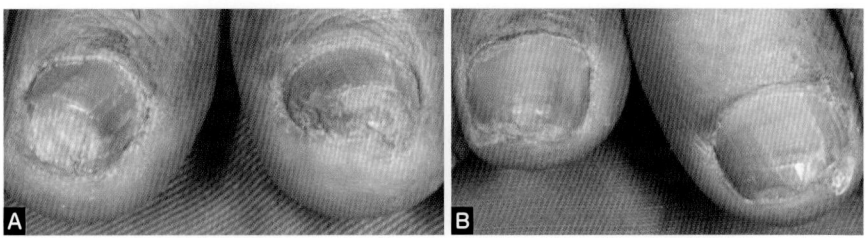

初診時 11 カ月後

図 59 テルビナフィンでの治療（63 歳, 男性）

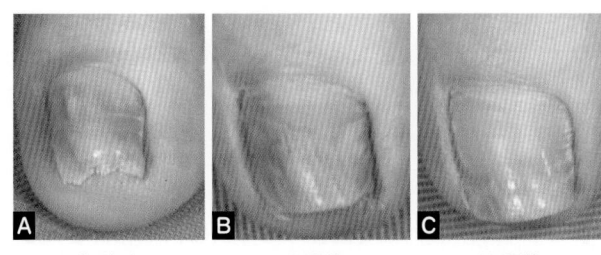

初診時 12 週後 32 週後

図 60 イトラコナゾールでパルス療法を行った治療例（30 歳, 女性）

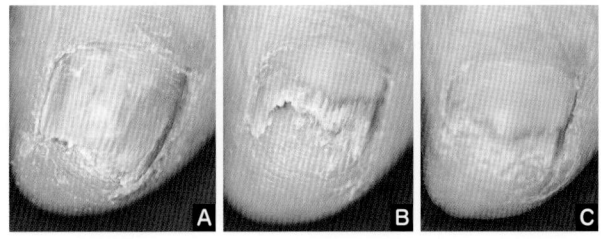

初診時 6 週後 12 週後

図 61 ホスラブコナゾールでの治療例（81 歳, 女性）

　30 歳, 女性でかなり爪甲が厚くなっている爪白癬に, イトラコナゾール 400 mg/日のパルス療法を行った例を示します（図 60）。パルス療法終了時には混濁がまだ多いのですが（図 60 B）, 32 週後にはほとんど正常爪になっています（図 60 C）。この例も爪の肥厚は酷いですが, 治ってしまうのです。

　図 61 の例は, テルビナフィンの投与では全く治癒しなかった症例です。そこ

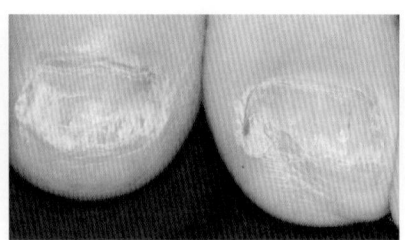

図 62　爪外用液で 3 年間治療した症例

で，ホスラブコナゾールを投与したところ，6 週後には根元から正常な爪甲が現れてきました。12 週後には改善著明で，その後治癒しました。患者さんは混濁した爪甲を削っていました。内服薬による治療では，爪甲は根元から正常化するので，爪を削っても治る早さには関係がありません。

　最近は，テルビナフィンに対して耐性のある白癬菌も報告されるようになってきました。この症例も，テルビナフィン耐性菌によるものだったかもしれませんが，調べていないのでよく判りません。テルビナフィンは平成 9（1997）年の発売以来すでに 20 年以上にもなりますし，外用薬としても広く使用されています。耐性菌が出現しても不思議ではありません。

　内服薬がいくつもあるというのは素晴らしいことで，臨床医にとってはありがたいことです。テルビナフィンで薬疹を生じた患者さんがあり，ホスラブコナゾールで治療し完治した症例もあります。

　抗白癬爪外用液はかなりよく使用されていますが，治験での治癒率が元々 15 ％ぐらいしかありません。治験の対象となった症例も軽症例です。爪甲の肥厚もなく，混濁の範囲も少ない症例を対象として治療を行った結果です。ですから，どんな症例にも効果があるわけではありませんし，同時にある足白癬には，別に治療をする必要があります。経口抗真菌薬で治療をすると足白癬も同時に治るのとは大違いです。

　1 年間以上も爪に爪外用液を塗布しても治癒しない人がいるのです。80 歳，男性の患者さんが，爪白癬の治療を受けているが治らないと言って受診しました。足の第 1 趾爪の先端には混濁した部位を認めます（図 62）。爪から直接鏡検を行

いましたが，真菌を認めました。治療歴を尋ねますと，エフィナコナゾール爪外用液を2年間塗布しても治癒せず，ついでルリコナゾール爪外用液を1年間塗布したとのことです。3年間も治らない治療を辛抱強く続けたものと感心しました。ホスラブコナゾールの内服で簡単に治癒しました。高齢者でも経口抗真菌薬の内服を躊躇する必要はないと考えています。

　爪白癬がある場合には，足白癬もありますので，爪外用液で治療する場合には，その治療も抗真菌外用薬を塗布することが必要です。経口抗真菌薬を内服可能な人は，ぜひともガイドラインに従って経口抗真菌薬の内服を試みるのが良いと思います。高齢者では多くの薬を内服している人も多いのですが，テルビナフィンの場合も，ホスラブコナゾールの場合も，朝食後に1錠あるいは1カプセル追加するだけです。あまり負担にはならないと思います。それも期間限定です。

18 / 爪カンジダ症

　真菌（カビ）による爪の病気は爪白癬が一番多いのですが，ついで多いのがカンジダ感染によるものです。カンジダは消化管の常在菌の一つです。手指は消化管の入り口の「口」と出口の「肛門」とよく接触します。感染機会が多いのです。

　カンジダにも7種類ほどあるのですが，カンジダの中でヒトに病気を生じるのは主としてカンジダ・アルビカンス（以後はカンジダと記します）です。

　爪のカンジダ症は，ほとんどの場合，手指の爪に起こります。足趾爪には滅多に感染しませんが，稀には感染することもあります。手指と足もよく接触するからです。

　カンジダ感染による爪の病気は3種類あります。単独で起きることが多いですが，2つの病型が別々の指に起きることもあります。1つは指の後爪郭部が紅く腫れて，爪に波板状の変形を起こしてくる形です。カンジダ性慢性爪郭炎と言います。爪甲の下にカンジダが感染すると，爪甲が爪床から浮き上がります。カンジダ性爪甲剥離症と言います。爪甲そのものにカンジダが侵入して感染することもあります。外観は爪白癬とそっくりになります。爪甲カンジダ症です。

1 カンジダ性慢性爪郭炎

　水仕事の多い人によく起こります。調理師さん，寿司屋さん，魚屋さんなどもなりますが，主婦が一番多いように思います。

　カンジダは湿ったところが大好きなカビです。後爪郭部には水仕事をしている時には，さまざまな物が接触し，後爪郭部を損傷します。

　その結果，爪上皮が剥がれたりし，後爪郭部と爪甲の根元の爪甲表面（背面）との間に隙間を生じてきます。その隙間にカンジダが侵入しますと，カンジダ性慢性爪郭炎が発症することになります。

　症状と検査：爪上皮（クチクラ）は消失しています。後爪郭部に発赤と腫脹を

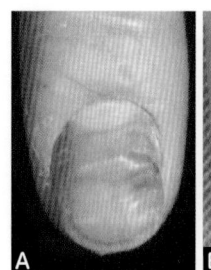 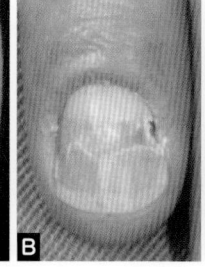 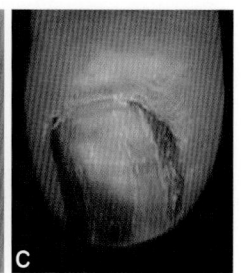

52歳, 女性　　　35歳, 男性　　　45歳, 女性

図63　カンジダ性慢性爪郭炎の臨床像

生じてきます。痛みはほとんどありません。痛みを生じないのは，感染した部位が密閉されずに，外と繋がっているためです。その後，爪甲に横溝を形成したり，爪甲表面に鱗屑（りんせつ）を付着するなどの変形を生じたり（図63A,B），緑膿菌や他の細菌の感染を伴ったりして，褐色の変色を伴うこともあります（図63C）。側爪郭に感染が始まることもあります。爪甲の表面にはカンジダの菌要素を見つけることも可能ですが，直接鏡検では，なかなか証明するのは困難です。

　後爪郭部に生じた隙間に，細菌培養に使う白金耳（白金は使用されず，ニクロム線です）を挿入して（痛みはありません）培養すると，カンジダを検出することができます。同時にブドウ球菌を含む多くの細菌も検出されます。

　治療：イトラコナゾール100 mg/日の内服と，カンジダにも有効な外用抗真菌薬を1日2，3回患部に塗布します。外用薬を塗る時には，根元の方から指先の方に向けて塗ります。時々，根元にある隙間に外用薬を入れようとする人もありますが，これはだめです。また，根元で前後や横に擦って外用薬を塗る人もありますが，この方法も禁止です。治療を始めると，爪甲の根元の方から軽快し，爪上皮が形成され，爪甲も正常化してきて，6カ月ぐらいで治ります。

　カンジダ性慢性爪郭炎は後爪郭部に隙間を生じていて，そこにはブドウ球菌をはじめ多くの細菌がいますので，弁当のような食品を扱う人では，カンジダ性慢性爪郭炎が治るまで，仕事を休むのが良いと考えています。調理後すぐに食べる自宅の食事を作るのは差し支えないと思いますが，調理後食べるまでに長時間かかるような場合には，食中毒を起こす原因になる可能性があります。カンジダ以

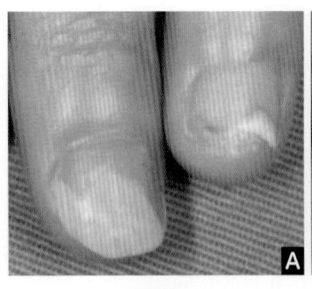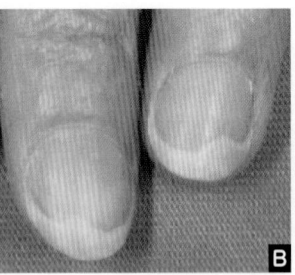

初診時 　　　　　　　　　3 カ月後

図 64　カンジダ性爪甲剥離症 (38 歳，女性)

外の共存する細菌が原因です。

2 カンジダ性爪甲剥離症

　カンジダの爪甲下への感染により起きるものです。自覚症状はありません。私は若い時に猿の爪甲下にカンジダを挿入して，実験的に爪甲剥離症を作りました。大変な苦労をしました。ヒトの爪と同じような「扁爪 (ひらづめ)」をもつ動物は猿しかいないのです。多くの動物の爪は「鉤爪 (かぎづめ)」か「蹄 (ひづめ)」なのです。猿しか実験する動物はないのです。

　症状と検査：爪甲が爪床と離れて，その剥離した部分は，水分が爪床から供給されないので白くなります (図 64 A)。診断は，爪甲下の角質を直接鏡検してカンジダの菌要素を確認します。

　患者さんの許可を得てから，剥離した爪甲を切り取って，できるだけ根元に近い部分の爪床部の角質を採取して調べることが大事です。爪甲剥離があると，爪甲の下の隙間に，汚れが入り込みますので，多くの患者さんは爪甲の下の掃除をします。そのために指先に近い爪床部の角質を採取しても，カンジダは見つからないのです。

　イトラコナゾール 100 mg/日の内服を行います。図 64 B のように治癒します。

　爪甲剥離症は，さまざまな原因で起きますが，カンジダが見つかるとほっとします。治すことができるからです。

　図 65 に示す例は，カンジダ性爪甲剥離症に緑膿菌感染を伴って，剥離した爪

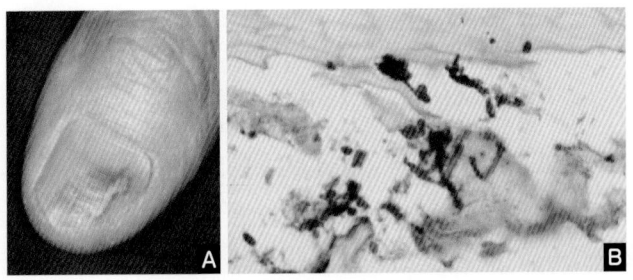

図65　カンジダ性爪甲剝離に緑膿菌感染を合併 (69歳, 女性)
A：初診時
B：組織所見。カンジダは紅く染まっている。

甲が緑色に染まっています。緑膿菌も消化管の常在菌ですから，合併しやすいのです。

治　療：剝離した爪甲を切り取って，カンジダにも有効な抗真菌薬を爪床部に塗布したり，イトラコナゾール 100 mg/日の内服を行えば治癒します。緑膿菌感染を伴って爪甲が緑色に着色することもあります。緑膿菌は湿った場所が好きな細菌なので，剝離した爪甲の下には繁殖し易いのです。患部を乾燥させるには，剝離した爪甲を切り取ることが大事になります。図65 に示す例は，剝離した爪甲を切り取り，イトラコナゾール 100 mg/日の内服と外用剤を用いて治療し，治癒しました。

3 爪甲カンジダ症

症　状：爪甲が肥厚，混濁しますので，爪白癬と外観では区別がつかないことが多いです。手指爪によく生じます (図66)。手指爪の混濁では，爪白癬のほかに爪甲カンジダ症もあることを知っておくことが大事です。最近では，当院を受診する患者さんのほとんどが，爪白癬としてテルビナフィンによる治療を受けても治らなかったという症例です。手指爪の変形，混濁ですから，患者さんにとっては人前に指を出せないので，苦痛が大きいのです。また，爪甲が褐色調に着色することもよくあります (図66 D)。

診　断：爪甲の混濁部や爪甲下角質の一部を採取して，直接鏡検をすると，菌

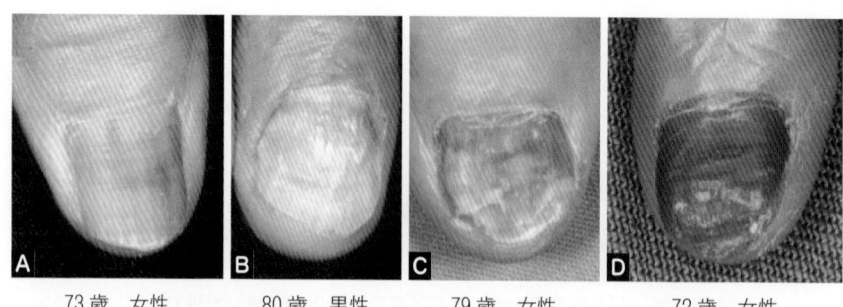

A 73歳，女性　　B 80歳，男性　　C 79歳，女性　　D 72歳，女性

図66　爪甲カンジダ症の臨床像

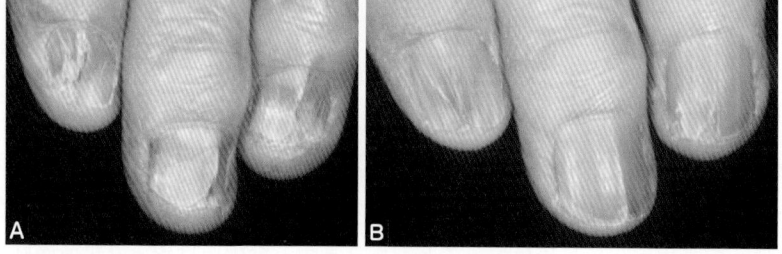

A 初診時　　　　　　　　　B 10カ月後に治癒している。

図67　爪甲カンジダ症 (右手の示指，中指，薬指爪を示す)。65歳，女性

要素が認められるのですが，白癬菌と区別し難いのです。そのために，爪白癬と間違われるのです。注意深く観察すると，カンジダでは菌糸の形が白癬菌とは異なりますし，分芽胞子もあるのですが，多くの皮膚科医にとっては見分けるのは困難です。爪甲の角質を採取して，培養をすれば簡単にカンジダを検出できます。カンジダは白癬菌と違って，2，3日で培養されます。

　治　療：テルビナフィンの内服は効かないので，イトラコナゾール 100 mg/日の内服を連日6カ月間行います。抗真菌薬の外用では治癒しません。実例を示すことにします。

　65歳，女性が，1年半前から右手の全ての指爪と左手の拇指，示指，中指，薬指爪に混濁と，一部の指では爪甲剝離を生じて某大学皮膚科で治療を受けていたが治癒しないと言って当院を受診しました (図67A)。

　趾爪は正常でした。直接鏡検をしますと，カンジダの菌要素を認めました。イトラコナゾール 100 mg/日の投与と，ルリコナゾール（ルリコンクリーム®）の外用を行いました。10 カ月後には完治しました（図 67 B）。

　爪甲カンジダ症は爪白癬と間違われることが多く，テルビナフィンで経口投与が行われて，治癒しないと言って受診する患者さんも多いのです。直接鏡検で真菌要素を認めている場合には，爪甲カンジダ症もあることを思い出すことです。ホスラブコナゾールは爪白癬の治療薬ですが，カンジダにも効果があります。指爪の真菌感染には，テルビナフィンではなく，ホスラブコナゾールを投与するのが良いかもしれません。

19 雑真菌による爪真菌症

　雑真菌という真菌はありません。雑草という草がないのと同じです。ここでは白癬菌とカンジダ以外の真菌の意味で使用しています。

　アスペルギルス，スコプラリオプシス，フサリウムなどが爪真菌症を起こします。爪白癬を疑って治療をしても治癒しないことがあります。そのような時には，爪の部分から角質を採取して，真菌を培養して起因菌を決定します。起因菌に有効な抗真菌薬を決定して治療します。爪フサリウム症の例では，治療に大変苦労しました。イトラコナゾールやフルコナゾールも効果が十分でなく，ボリコナゾールという薬剤を副作用が現れないように投与して治癒しました。ホスラブコナゾールは，まだ発売される前でした。アスペルギルス・テレウスによる爪真菌症では，抜爪と抗真菌薬の内服でやっと治癒しました。

　アスペルギルス・ニゲールによる爪真菌症は3例も経験しましたが，全例手の拇指爪で外傷後に発症していました。アスペルギルス・ニゲールという真菌は，ありふれた真菌で，空中真菌の一つです。

　3例とも指先の外傷を契機に，爪甲下に病変が始まり，後爪郭部に腫脹を生じるようになり，疼痛を訴えました。爪甲をほとんど切り取って，抗真菌薬を使って治癒に導くことができました。とにかく，白癬菌やカンジダによる爪真菌症は治療し易いのですが，それ以外の真菌による爪真菌症の治療は大変です。

20 白癬菌とカンジダ

　白癬菌とカンジダについて少し記すことにします。どちらも「カビ」の仲間です。生物は細菌のように核をもたない原核生物（細菌）と，細胞の中に核をもつ真核生物に分けられています。真核生物は，光合成をする植物界，消化管から栄養をとる動物界と，細胞の周囲にある栄養物を溶かして吸収する菌界に分けられています。「カビ」は菌界に属するもので「真菌」といいます。自然界では，セルロース，リグニン，キチンなど多くの分解のしにくい有機化合物を，真菌は分解します。もし，この作用がなければ枯葉や枯木，枯れ草，動物の排泄物や死骸で，地球の大地の表面は覆われてしまいます。細菌と真菌の作用でこれらは分解され，無機物の砂や土に混合されて，そこに栄養豊富な土壌が形成されます。カビだらけになる心配はありません。カビを食べる「ダニ」も土の中にはいるのです。私は真菌の培養も行っているのですが，ヒトの皮膚や爪を材料にして培養をしています。そうすると，カビを食べるダニもときには試験管の中に入ります。真菌は酸素が必要なので，試験管の栓は空気が通るようになっています。そのためにダニは真菌が生えている試験管に次々と入って，大事にしていた真菌が全滅することもありました。

　プラスチック・ゴミが近年問題になっていますが，プラスチックを分解する生物が海中や土壌中にいないのが残念です。

　真菌はヒトにとって有用なものがたくさんあります。松茸，椎茸，舞茸など食用にしているものがあります。醤油や味噌，お酒もアスペルギルスの一種のおかげです。ペニシリンやストレプトマイシンも真菌の産物です。パン酵母はパンを作るのに必要です。有用な真菌も多いのですが，ヒトに病気を起こす真菌もあるのです。それらは病原真菌といわれています。

　白癬菌もカンジダも真菌の仲間です。白癬菌は担子菌の仲間です。担子菌とは何でしょうか？「キノコ」のことです。白癬菌はキノコの仲間なのです。椎茸やシ

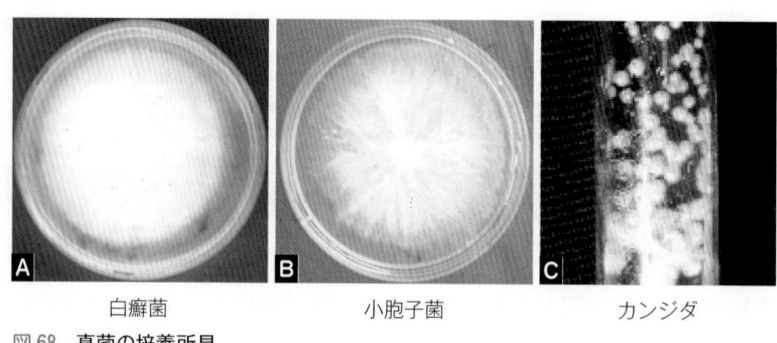

| A 白癬菌 | B 小胞子菌 | C カンジダ |

図68　真菌の培養所見

メジが親戚です。カンジダは子嚢菌の仲間です。身近なものとしてはキノコの一種の「チャワンタケ目」があります。有名なものとしては「セイヨウショウロ」別名「トリュフ」があります。フランス料理の食材の一つです。日本で見られるのは「アミガサタケ」があります。なお，日本の「ショウロ」は担子菌の仲間です。

　人工の培地で培養した白癬菌とカンジダを示します（図68）。図68Ａは一番多く見られる白癬菌の一種です。図68Ｂは，動物によく寄生する小胞子菌という種類です。これは猫を飼育していた人から分離したものです。どちらも表面は綿毛状を示しています。図68Ｃは，カンジダで表面光沢のある乳白色の小さなコロニーを多数作っています。

　白癬菌の培養は，サブロー・ブドウ糖・寒天培地にアクチジオンという薬品を加えた培地で，27度前後の温度で培養します。50年も前のことですが，患者さんから採取した角質を検査室に何回も提出して培養を依頼したのですが，全く培養されません。検査室を訪れて，調べてみると，細菌と同じように37度で培養していたのです。白癬菌は37度では増殖しません。また，一般細菌は1,2日で生えますが，白癬菌は最低でも7日ぐらい，ときには3週間も増殖に日数が必要です。そのために自分で培養することにしました。そのおかげで真菌の勉強をすることになりました。白癬菌の培養は，材料を採取する部位が大事で，皮膚が剝がれかかっている場所は検出率が低くなります。また，爪を材料とした白癬菌の検出率も低いのです。一方，カンジダは消化管内にいる菌ですから，37度で2日間培養すれば簡単に増殖します。

　白癬菌は，角質，ケラチンを溶かして栄養源として菌体内に吸収して成長します。毛髪や爪，皮膚の角質を栄養源としています。カンジダも皮膚に寄生した場合には，角質を栄養源としています。爪には稀に寄生しますが，毛髪にはほとんど寄生しないようです。カンジダのもっているケラチン分解酵素では毛髪のケラチンを分解する作用がないのだと思っています。

　なお，最近では，検査所も真菌をちゃんと培養できるようです。しかし，皮膚や爪を検査所に提出して，真菌の検出を依頼されている医師も多いのですが，直接鏡検も培養もカンジダ以外の真菌では困難なことが多いのです。まず，提出した材料が適切であったかという点が一番大事なのです。

21 ひょう疽（細菌感染の一種）

　爪甲の周囲の細菌感染を普通「ひょう疽」と呼んでいます。疼痛，発赤，腫脹を伴います。急性細菌性爪郭炎のことになります。

　手指を使って，仕事をしたり，遊んだりしていると，指先や爪の周囲にキズをすることはよくあります。小さなトゲが刺さったりすると気付きますが，気付かないような小さなキズもあります。

　その小さな傷から細菌が進入し，炎症を起こしてきます。原因となった外傷には気付くこともありますが，気付かないことも多いのです。主として黄色ブドウ球菌が原因となっています。初めは少し紅くなり，そのうちに腫れてきて，痛みが強くなります（図69）。そして化膿して黄色みを帯びてきます（図69B）。爪甲の下に起きることもあります（図69C,D）。

　治療は抗菌薬を投与しますが，化膿している場合には切開して排膿（膿を出すこと）が必要です。爪甲下に生じたときには図69Dに示すように，爪甲に孔を開けるか，一部を切り取るかして排膿します。その後に，起因菌に有効な抗菌薬を投与します。通常，1週間ぐらいで治癒します。

　側爪郭の爪甲と接している部分の角質が硬くなって，亀裂を伴ってくることが

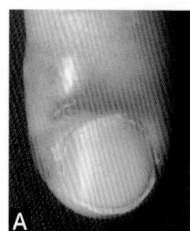
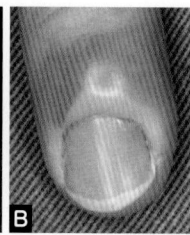
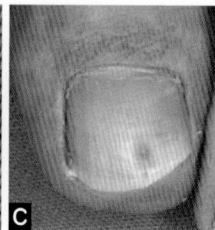
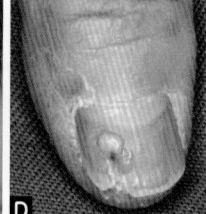

初期　　　　　化膿している。　　　爪甲下の例　　　爪甲を切って排膿。

図69　爪甲周囲に生じた細菌感染

あります。「逆むけ」と言いますが，その部分をむしり取る人がいます。角質を丁寧に切り取らないと，そこから細菌が侵入して「ひょう疽」となる人もいます。注意が必要です。

22 爪甲剝離症

　爪甲剝離症は，爪甲が指・趾先端の方で爪床から離れて，浮き上がる状態を指しています。この剝離はしだいに根元の方に拡がっていきます。手指爪に起きることが多いのですが，足趾爪では第1趾爪によく起こります。手指爪では第1指爪のこともありますが，多数の手指爪に生じて，QOL を低下させます。剝離している爪甲は白く混濁します。人前に手指を出すのが苦痛になります。剝離した爪甲のある手指では指先に力が入らなくなりますし，爪甲の下にはいろいろな物が入ります。汚れを爪甲の下から，いろいろな方法で取り出している人もいます。仕事をする上で支障が出てきます。

　罹患者は女性に多いのですが，外観の異常を隠すのに濃い目のネイルカラーを塗布している人もあります。

　原因の一つには，カンジダ性爪甲剝離症もありますが（**18** **2** 88頁），それ以外のものが多いのです。第1趾爪の場合には外力（外傷）によるものが多いように思われます。しかし，手指では化学薬品との接触による場合もあります。仕事で扱う物質による接触皮膚炎によって起きるものです。調べてはいませんが，化粧品も指先に付きますので，原因かもしれません。女性に罹患者が多いことを考えると可能性はあります。マニキュア製品も原因となります。爪乾癬による場合もあります。いくら調べても原因の判らない症例もあります。

1 接触皮膚炎による爪甲剝離症

　爪を綺麗にみせるためにマニキュアをする女性，ジェルネイルを装着する女性も多いのですが，ときには使用した材料が原因となって，爪甲剝離を起こす人もあります（図70）。

　使っている製品に原因がありますので，使用を中止して，ステロイド軟膏を塗布すると治癒します。日本の製品には含まれていませんが，外国で購入した製品

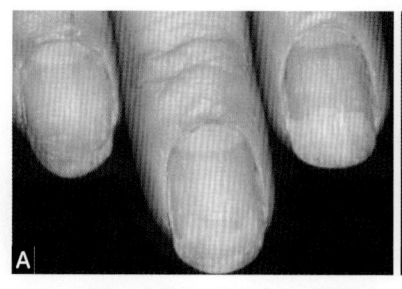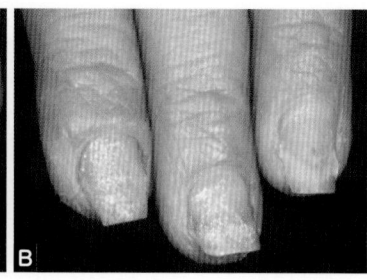

図70　爪用の化粧品で起きた爪甲剝離症
A：マニキュアが原因（42歳，女性）
B：ジェルネイルが原因（49歳，女性）

に含まれていたホルムアルデヒドが原因で爪甲剝離を生じた人もいました。ネイルカラーが原因で，爪甲が脱落した人もありました。爪甲だけにマニキュア用化粧品を塗布していれば，接触皮膚炎を起こすことはないのですが，爪甲周囲の皮膚に製品が付着すると接触皮膚炎を起こす場合があります。もし，皮膚にマニキュア用化粧品が付着した時には，すぐにそのマニキュア用化粧品を除去することが大事です。また，塗布したマニキュア用化粧品が完全に乾燥する前に，爪が顔の皮膚などに触れた場合も，触れた場所に接触皮膚炎を起こすことがあります。上眼瞼での皮膚炎がマニキュア用化粧品によるものであったというのは，欧米からよく報告されています。

　ジェルネイルでも，爪甲先端の下面に材料が付着して，指先の皮膚がガサついたり，爪甲剝離を生じたりすることがあります。

　仕事上で接触する化学物質によって爪甲剝離を起こす人もいます。趣味でボンドなどを使用して，爪甲剝離を生じる可能性もあります。爪甲の先端で，爪甲の下に化学物質が付着して，皮膚に接触すれば，ときには接触皮膚炎を生じて爪甲剝離となるのです。

　図71Aに示す例は，歯科技工士の男性で，仕事で使用する材料の一つであるメタアクリレートによる爪甲剝離症でした。義歯を作る時に使用するものなので，手指に触れないように注意することが大事になります。図71Bの女性は，木酢を指先に浸けて爪甲剝離を生じた例です。使用禁止としました。両例ともステロイ

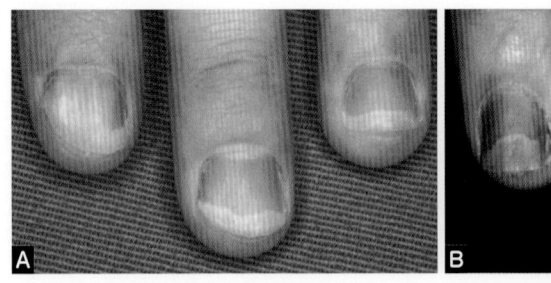
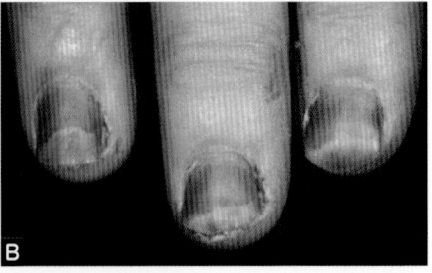

25歳，男性　　　　　　　　　　　　59歳，女性

図 71　化学物質による爪甲剝離症

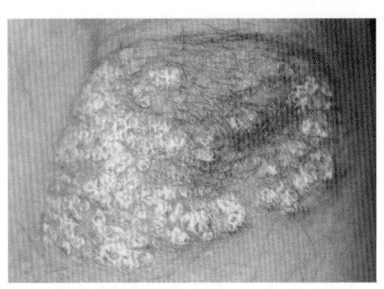

図 72　尋常性乾癬の症状

ド軟膏を塗布して治癒しました。

　指先の爪甲の下には，さまざまな物が入りますので，十分注意が必要です。

2 尋常性乾癬による爪甲剝離症

　尋常性乾癬という皮膚の病気があります。

　普通は痒くないので問題はないように思われます。細かい鱗屑を表面に伴う紅斑性の局面を作る皮膚病です。頭部や体幹など，どこにでも生じます。皮膚にみられる症状を 図 72 に示します。

　乾癬の局面が体部や四肢に生じますと，肌を人目にさらすのが苦痛になり，浴場や温泉に入るのが苦痛になります。頭部に生じると「フケ」が多くなり，これも苦痛です。洋服の表面に「フケ」が落ちて人目に触れることになり，苦痛になります。ときには痒みを伴うこともあります。

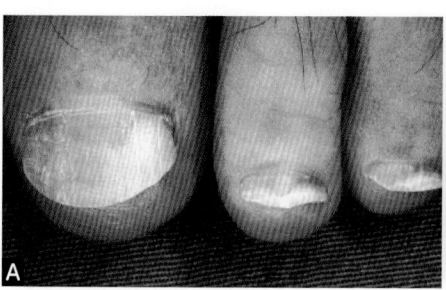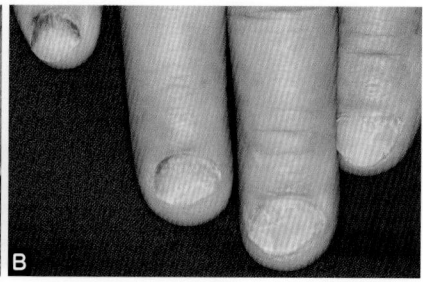

図73　尋常性乾癬による爪甲剥離症

　爪ではいろいろな症状が起きるのですが，爪甲剥離を主として起こす例もあります（図73）。

　図73に示したような尋常性乾癬に特徴的な病変が，皮膚のどこかにあれば診断は簡単なのですが，爪に病変が始まることもあり，その場合は診断に苦労します。尋常性乾癬に伴う爪の症状では，爪甲の表面に点状の凹みが生じたりします。治療は困難です。爪乾癬の治療は別のところで記します（**25** ▶ 112頁）。

3 多数の爪に爪甲剥離を生じる

　多くの爪に爪甲剥離を生じ，夏季に悪化し，冬季に軽快するのを繰り返す症例があります。足趾の爪には，ほとんど爪甲剥離を起こしません。原因不明で治療に難渋します。

　よく患者さんは，「罹患中の皮膚疾患の原因は何でしょうか」と質問します。原因が判れば，それを避けることで治ると考えているのです。確かにそうなのですが，患者さんの行動を診察者（医師）は判りません。皮膚科の場合，原因に気付き易いのは，実は患者さんなのです。

　しかし，患者さんは自身の行動を細かくは覚えていませんし，医師にも知らせてくれません。医師はさまざまな質問をして，原因を探ろうと努力をしても困難な場合も多いのです。たとえば，「かぶれの原因」などはすぐに判ると思うかもしれません。しかし，そうではないのです。アレルギー性の接触皮膚炎（かぶれ）が初めて起きる場合には，原因物質に触れてから，痒い症状が起きるまでの期間

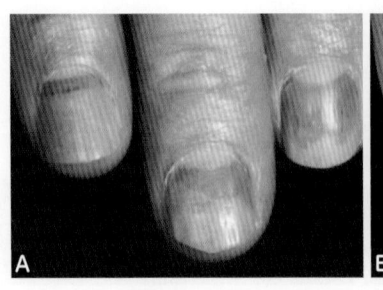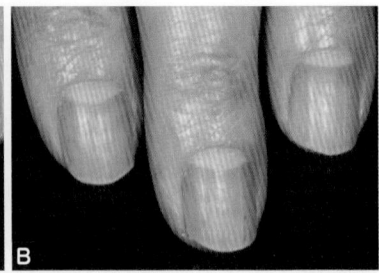

初診時，66歳　　　　　　　　　治癒時，68歳

図74　12年間続いた爪甲剝離症の治療前後（女性）

は5〜7日もあるのです。1週間も前に触れたものが原因で痒くなり，紅くなる
のです。1週間も前の行動を思い出してくれる人は少ないのです。昨夜の食事内
容でさえも正確には思い出す人は少ないのです。アレルギーでない刺激性の皮膚
炎でも，弱い反応の場合は気付きにくいのです。たとえば，硫酸が皮膚にかかれ
ば，すぐに皮膚炎や水疱（水ぶくれ）ができますので，誰でも原因に気付きます。
しかし，洗剤のような場合には気付きにくいのです。化粧水や乳液でも爪甲の下
に入れば，濃縮されて原因となっているかもしれません。

　12年前から，ほとんど全ての指爪に爪甲剝離を生じ，冬には軽快し，夏に悪
化する66歳の女性が受診しました（図74A）。一般的な血液の検査では異常を認
めません。いろいろと尋ねても原因らしいものは見つかりません。

　夏に悪化し，冬に軽快する爪甲剝離症です。爪床部から真菌は検出されませ
ん。手指に接触するものを尋ねても特別なものはありません。原因は不明です。
剝離した爪甲をできるだけ切り取って，爪床部にリンデロンDP軟膏®（ベタメ
タゾンジプロピオン酸エステル軟膏）（ステロイド軟膏）の外用を続けたところ，
3年目になって爪甲剝離が生じなくなりました（図74B）。自然治癒かもしれま
せん。

　光爪甲剝離症という病名で報告されている症例もありますが，真偽のほどは不
明です。もし，日光で悪化するのであれば，日光を遮れば悪化も防げますし，治
癒することになります。しかし，濃いネイルカラーで日光を遮蔽しても治癒しま

せん。患者さんは女性に多いのです。女性に多いのですから，化粧品の刺激かも
しれません。冬と夏で化粧品を替えている女性もあります。顔に塗布する化粧品
は手指にも付きます。爪甲の下には化粧水や乳液が入る可能性があります。それ
ら化粧品による刺激性接触皮膚炎を生じているのかもしれません。

　アレルギー性接触皮膚炎でもなく，乾癬でもなく，カンジダ感染もない爪甲剥
離症の原因や治療法は，今後の研究に期待するしかないようです。

23 炎症による肥厚爪

爪の異常を訴えて，多くの患者さんが紹介されてきます。これまでに報告のないような症例も多いのです。そのような症例を少し記すことにします。

68歳の女性が図75Aに示す指爪の変形を訴えて紹介されてきました。

すべての指爪は混濁し，非常に分厚くなっています。ところが足趾爪にはこのような変化はありません。仕事は，プラスチックの成形および検品に従事していました。話を聞きますと，平成22 (2010) 年5月ごろから指先の荒れと，ひび割れがあり，7月から爪にも変形が起きて，近くの皮膚科を受診しました。カンジダによる変化と診断され，抗真菌薬を投与されて外用していました。治らないので，別の皮膚科を受診したのですが，やはり抗真菌薬を投与されました。さらに悪化し，かかりつけの内科医から某医療センターに紹介されて，そこの皮膚科では真菌は見つからないということで，ステロイド外用剤とビタミンDの外用剤が投与されました。治癒しないので平成22 (2010) 年12月に，当院に紹介されました。患部から真菌は見つからず，血液検査でも異常はありません。接触皮膚炎の可能性も考えて，歯科金属やプラスチックでのパッチテストも行いましたが，陰性です。足の爪には異常を認めないのですから，全身的な影響による変

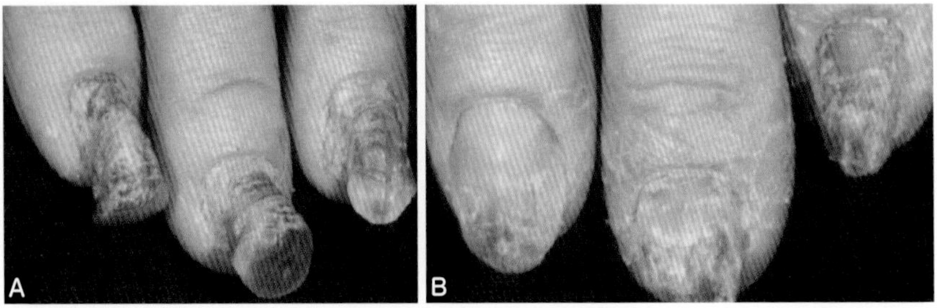

初診時　　治療開始5カ月後

図75　指爪の混濁，肥厚を生じた症例の治療経過

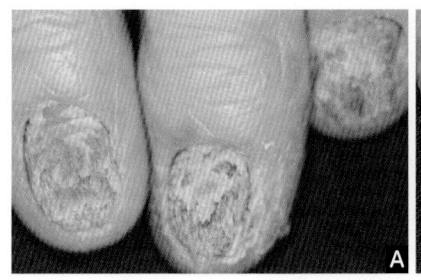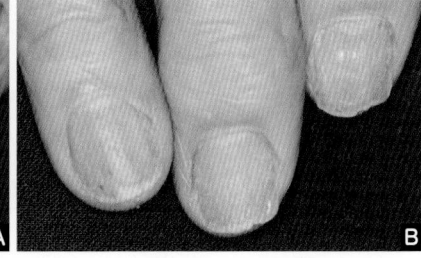

初診時　　　　　　　　　　治療開始1年2カ月後

図76　指爪の混濁を生じた症例の経過

化ではありません。外部からの影響による変化と考えられます。そこで，上方に突出している爪甲は爪切りで除去して，強力なステロイド外用剤を爪の根元に塗布することにしました。同時にトラネキサム酸の内服を併用しました。そうすると爪甲は根元から正常化してきました，治療開始5カ月後の状態を 図75B に示します。治療開始11カ月後には完全に治癒しました。

　別の変った症例を示します。

　兵庫県の西宮市に住んでいる人でした。73歳の女性の患者さんです。平成30（2018）年夏ごろから指爪に変形を生じて，近くの皮膚科を受診したところ爪白癬と診断されて，抗真菌薬の外用薬を投与されて，塗布していたが軽快しないので，別の皮膚科を受診しています。やはり爪白癬として，最初は抗白癬爪外用液を投与され，ついで爪白癬に効果のあるテルビナフィンの内服が行われています。

　治癒しないために平成31（2019）年1月に某病院皮膚科に紹介され，その病院皮膚科から平成31（2019）年1月11日当院に紹介され，受診しました。すべての指爪は混濁，肥厚し，表面は少し脆く，剝がれ易くなっていました（図76A）。足趾爪は正常でした。普通，手指の爪白癬は，足白癬のある人に生じるものです。

　爪甲から真菌は認められません。指爪だけに異常を認めるのですから，外からの原因と考えて，それまで行われていた治療は全て中止しました。爪甲の周囲が少し紅くなっていますので，強力なステロイド軟膏の外用を爪甲の周囲に塗布させ，痒みに対して抗ヒスタミン剤の内服を行い，トラネキサム酸の内服も併用し

ました。3 カ月後には爪甲の根元から正常化し始めました。令和 2 (2020) 年 3 月には 図 76B に示すように治癒しました。

　ここに記した 2 例とも最初の病変の原因は不明ですが，悪化した原因は治療薬による刺激の可能性があります。しかし，刺激性皮膚炎の原因を確定するのは困難です。

24 爪噛み癖

爪を噛む癖は，3歳以後に始まります。1，2歳の子どもには，指しゃぶり癖が見られますが，通常，爪を噛む癖はありません。

爪を噛む癖の始まりを尋ねますと，多くは環境の変化が発症のきっかけになっているように思われます。弟や妹が生まれたとか，幼稚園や小学校，中学校，高等学校に入ったとか，転居したなどがあります。環境の変化によって，両親や兄弟姉妹，友人との関係が変化するために，爪噛み癖が始まると考えています。

爪噛み癖と知能との関係を調べた研究者もいましたが，その結果，IQとは無関係ということが報告されています。爪を噛む癖の始まりは人間関係の変化に伴って，子ども自身が退屈し，寂しくなった時と思っています。そのうちに癖として定着するのではないでしょうか。

徳川家康に爪噛み癖があったというのは有名ですが，幼少のころに織田家や今川家の人質にされたのが影響したのかもしれません。

高校卒業後に爪噛み癖になった例は知りません。

小さい子どもの場合，両親は子どもの爪が伸びないと言って受診することもあり，爪を切ったことがないと言って受診することもあります。子どもは家族の前では爪を噛まないのです。両親と一緒の時には，子どもは退屈せず，寂しくもないからでしょう。

爪噛み癖の爪の特徴は，爪甲が刃物で切れないほど短くなっていることです。また，爪甲の先端には歯形が残り，凸凹になっています。普通は手指10本が同じような状態になっています。ときには，爪甲の表面に細い縦の筋が付いていたり，後爪郭炎を伴っているような例もあります。

小さい子どもでは手指の爪だけではなく，足趾爪も噛んでいることがあります。

実際に患者さんに実演してもらったのが 図77 の症例です。足趾爪も短くなっているのがわかります。15歳でも足先が口元まで届くのです。驚きました。

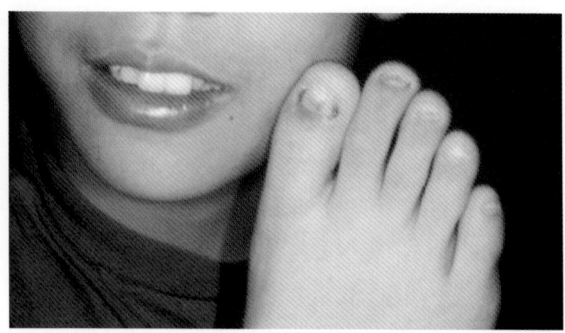

図 77　足の爪を噛む方法 (15 歳，男性)

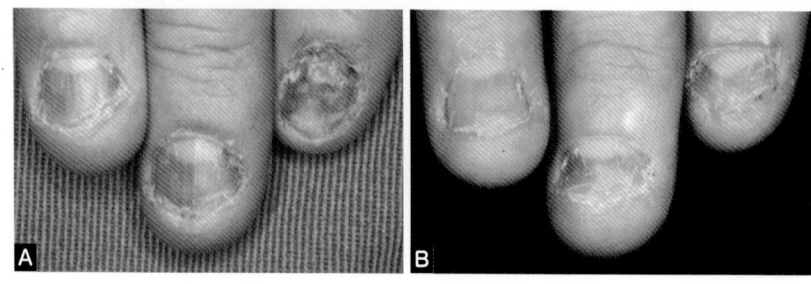

15 歳，男性　　　　　　　　　　　24 歳，女性

図 78　爪噛み癖では爪甲が短く，爪甲先端に歯形がある。

　噛む場所や噛む方法でも，さまざまな症状が現れてきます。

　図 78 の症例は，ごく普通に見られる症状ですが，後爪郭部まで噛んでいると，後爪郭炎を生じ，爪甲に変形を生じてくることもあります。

　治療は困難です。幼少児期であれば，親が爪甲表面に，苦み成分「安息香酸デナトニウム」を含むトップコート（マニキュア製品売り場でバイターストップの名称で売られています）を毎晩塗布しておけばよいのです。成人では，本人に癖を直す強い意志があれば治癒します。成人の患者さんでは，この苦み成分を含む製品を勧めても，爪を噛んでいる方が楽しいという返事をする人もいました。

　指先が不格好なのを訴えて受診した，若い女性がいました。「爪を噛むために，爪甲が短くなっているのが原因だから，爪を噛むのを止めれば治るよ」と教えました。1 年半後に，この女性は別の病気で受診したのですが，指爪は正常になり，

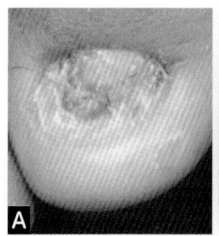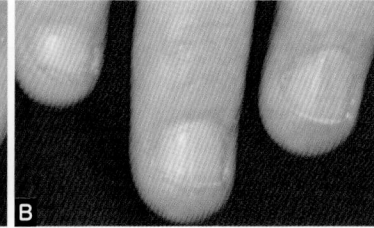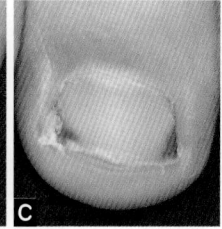

図79 爪を毟る（むしる）例
A ：14歳，男性
B,C：15歳，男性。全爪甲が短くなっていた。

指先も綺麗になっていました。患者さんに尋ねたところ，「指先を綺麗にするために，爪を嚙むのを止めたのです」との返事でした。本人の意志で爪嚙み癖が治ったことに驚きました。

　爪を嚙むのではなく，爪を毟（むし）る人もときには受診します（図79）。

　足の第1趾爪甲を毟ると，爪甲が短くなり過ぎて陥入爪を生じるために受診します。身近にある道具，「はさみ」や「爪切り」を使っていることが多いようです。

25 爪乾癬（尋常性乾癬に伴う爪の変化）

　尋常性乾癬は1950年以前には日本人に非常に少ない病気でした。第2次世界大戦の始まる前の昭和12（1937）年ごろには中国人，朝鮮人では日本人よりも乾癬患者が多いことが報告されていました。日本人と異なり中国人や朝鮮人は肉食が多かったのです。乾癬は欧米人には多い病気でした。私が医師になった昭和38（1963）年ごろでも，乾癬は日本人にはまだ少なかったのですが，乾癬患者は増加傾向にありました。日本人の食事内容の欧風化に伴って増加してきたように感じられました。そこで日本人の食事内容の変化を調べてみました。摂取蛋白質の量は昭和30（1955）年ごろと昭和38（1963）年ではあまり変化していません。しかし，摂取蛋白質の内容は大きく変っていました。植物性蛋白質から動物性蛋白質に変化していました。調べてみますと，乾癬患者の増加と動物性蛋白質摂取の増加は正の相関を示していました。植物性蛋白質と動物性蛋白質の違いは蛋白質を構成する必須アミノ酸の種類にあります。動物性蛋白質では必須アミノ酸のリジンが多くなっているのです。当時からリジン強化米というのも売られていました。そこで，リジンの多量摂取が尋常性乾癬の原因の一つではないかと考えて，米国で発行されている雑誌に投稿したのですが，掲載を拒否されました。日本人の食事の欧風化は益々すすみ，日本人の乾癬患者数も増加しています。

　最近，米国では肥満と乾癬の関係が取り上げられています。肥満は摂取カロリーの増加によるものですから，糖尿病とは関係すると思いますが，乾癬の増加とは無関係だろうと思っています。

　今でも，尋常性乾癬の原因は不明ですが，遺伝が関係しているのは間違いがありません。病気と遺伝の関係を調べるのは容易ではありません。同一家族では食事も同じようなものを食べます。家族内に同じ病気が発生しても，すぐに遺伝とは言えないのです。一卵性と二卵性の双生児の研究を行う必要があります。乾癬では，双生児を対象とした研究はあまりないようです。

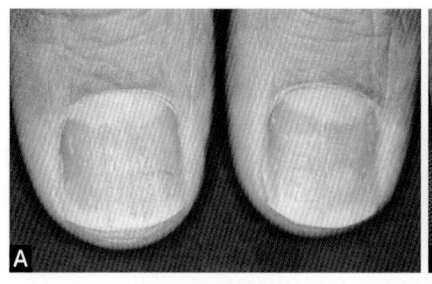

点状の凹み

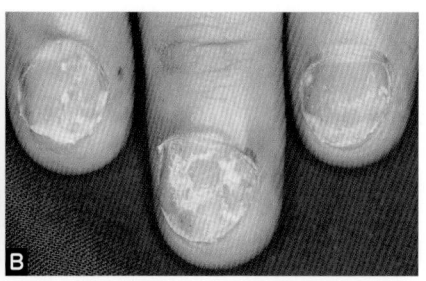

点状の凹みと爪甲表面の鱗屑

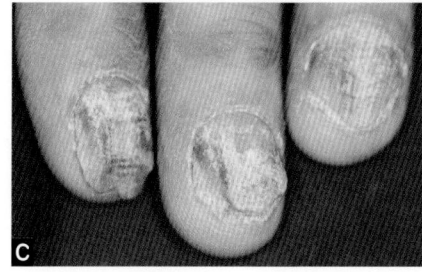

爪甲の混濁，肥厚

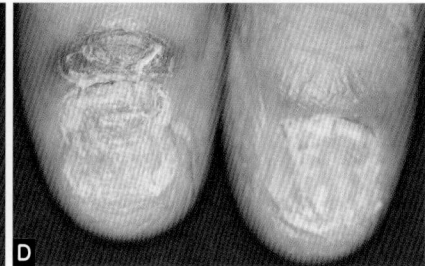

爪甲の形成不全

図80　爪乾癬の種々相

　次に，紫外線も関係があります。乾癬は冬季に悪化し，夏季に軽快する傾向があります。全身にナローバンドUVB（紫外線の一部）を照射して治療することも行われています。外的な刺激も関係があります。刺激を受けやすい場所，肘頭部や膝蓋部に，乾癬の皮疹はよく生じます。

　皮膚の症状は，白い鱗屑を付着した境界のはっきりした紅い局面です（図72）。このような病変が身体中に現れるのが特徴です。痛くも痒くもありません。しかし，この白い鱗屑がパラパラと落ちてきます。被髪頭部に生じると「フケ」が多くなり，落ちてきます。

　爪に病気が始まると，人前に手指を出すのが苦痛になります。

　爪乾癬の症状を図80に示します。

　症　状：爪甲表面に点状の凹みを認めることと，爪甲剥離を認めるのが特徴です。爪甲に細長い黒い点を生じたり，爪甲の一部に点状の油染みのような部位を

認めることもあります。爪の変化が進行すると爪甲が混濁して，脆くなり一部が
欠けることもあります。後爪郭が少し紅くなり，腫脹し，爪甲を作らなくなるこ
ともあります。関節に変化を生じてくることもあります。

　治　療：皮膚の症状に対しては，ステロイド軟膏の外用がよく行われます。ナ
ローバンド UVB の照射もよく行われます。また，ビタミン D 製剤の外用薬も使
用されます。ビタミン D が乾癬に有効であることは大阪大学で発見されました。
当時の大阪大学皮膚科の吉川邦彦先生（現在は名誉教授）の功績が大きかったと
思っています。当時の日本人の大学教授は，特許をとることをしなかったもので
すから，製品化は欧米で先に行われました。現在では，ステロイドとビタミン D
の合剤も，外用薬として利用されています。

　内服薬としては，ステロイドも有効ですが，副作用の面からは長期使用は好ま
しくありません。

　ビタミン A の誘導体であるエトレチナートも有効です。これも副作用の多い
薬剤で，妊婦に対しては使用できません。男性でも子どもを希望している場合に
は使用できません。理由は子どもに奇形が生じる可能性が高いからです。なお，
ビタミン A は不足すると夜盲症になりますが，過剰に摂取すると子どもに奇形
を生じることが以前から判っています。脂溶性のビタミン A は体内に蓄積され
ます。また，エトレチナートの内服で毛髪が縮毛になる形成異常が起きたり，毛
髪が抜けたり，皮膚が紅くなったりすることもあります。口唇がカサカサになっ
たり，ひび割れを起こす場合もあります。投与量を注意する必要があります。私
は多くても成人に対して 20 mg/日以下で使用しています。症状が軽快してくる
と減量して投与します。

　シクロスポリンという免疫抑制剤もよく使用されます。腎臓に障害を起こす可
能性のある薬剤です。この薬剤も少量であれば，ほとんど障害を起こしません。
最近では，炎症に関与する分子を標的とした薬剤も使用されていますが，いずれ
も非常に高価です。

　尋常性乾癬は冬季に悪化し，夏季に軽快する傾向があります。紫外線の照射も
有用です。しかし，紫外線は皮膚に対して有害です。皮膚に対して害の少ない，
ナローバンド UVB の全身照射や，エキシマライト（紫外線の一種です）の照射

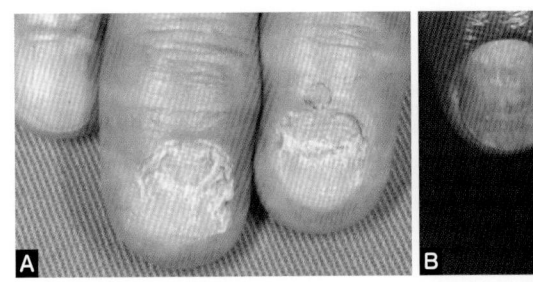 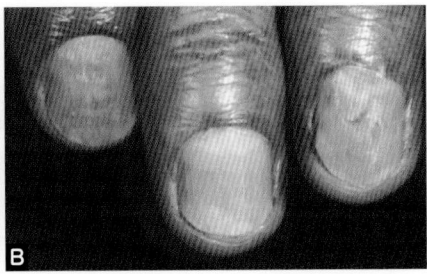

初診時　　　　　　　　　　　　　　3 年後

図 81　爪乾癬の治療前後（エトレチナート投与例）（65 歳，男性）

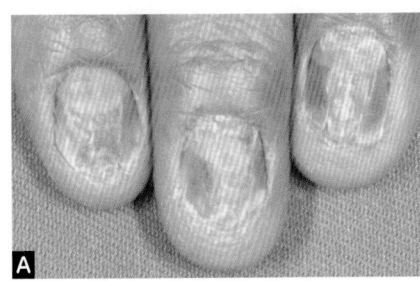 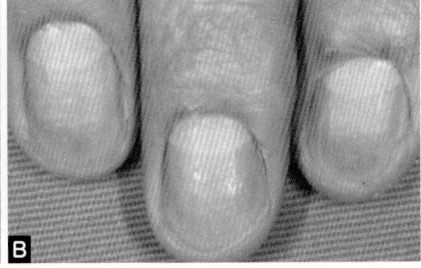

初診時　　　　　　　　　　　　　　1 年後

図 82　爪乾癬の治療前後（シクロスポリン投与例）（60 歳，男性）

も行われています。

　治療例：治療例を示すことにします。図 81 A は 65 歳，男性で指爪のほとんどが脆くなり，爪甲が作られなくなっています。この状態では，人前に手を出すこともできませんし，細かい仕事もできません。組織検査を行って，乾癬と診断しました。エトレチナートを 20 mg/日を投与しました。3 年後には図 81 B のように治癒しています。

　図 82 は 60 歳，男性で，指爪の表面に点状の凹みや鱗屑を認めます。シクロスポリンを 150 mg/日から開始し，しだいに減量し，1 年後には指爪は，ほとんど正常化し，最後には中止した症例です。

26 爪扁平苔癬

　扁平苔癬という病気は，臨床所見，病理組織所見もはっきりしているのですが，原因に関しては全く不明です。皮膚のどこにでも生じるのですが，爪部にだけ生じた場合には皮膚所見はありません。爪の変化があるだけです。薬剤でも扁平苔癬様の発疹を生じますが，これは薬疹です。口腔粘膜にも起きますが，粘膜の変化は皮膚の所見とは当然違います。皮膚の扁平苔癬に対しては，ステロイド外用剤が使用されて，軽快します。

　爪の場合は，爪母や爪床の組織を採取して調べると，扁平苔癬に一致する所見があり，爪の扁平苔癬と診断されます。

　爪の扁平苔癬の原因は不明です。診断も治療も難しい病気です。診断が難しい理由は，組織検査をしないと診断できないからです。爪の組織検査を受けるのはだれでもいやです。爪母と爪床部を含めて調べることが必要なので，幅3mmで後爪郭部から指趾の先端まで，爪甲を含めて皮膚を切り取って組織検査を行います。検査後も1週間は手指を使えないですし，痛みも伴います。傷跡は1年ぐらいすれば目立たなくなります。

　爪母に扁平苔癬が生じると，爪甲が薄くなって，縦に割れ易くなったり，爪甲の一部が皮膚のように変化する翼状爪（図83A）となったりします。小児期に発病

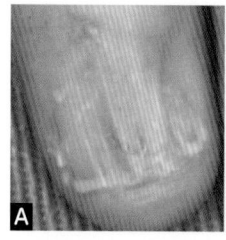 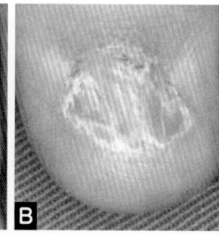 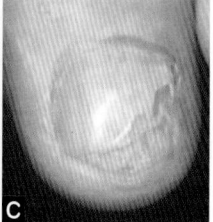

8歳，女性。薬指爪　　15歳，女性。第1趾爪　　56歳，男性。中指爪

図83　爪扁平苔癬

することもありますが，成人期に生じることもあります。爪母に扁平苔癬を生じると，爪母上皮が皮膚と同じような角化をするために，爪甲角質が作られなくなります。そのために，爪甲は薄くなってしまい，ときには皮膚のような変化を起こして，翼状爪となります。後爪郭部の皮膚が伸びたように見えます（図83A,B）。図83Cの症例は，爪床部に病変があり，爪甲剝離と爪甲の肥厚を認めます。爪床部に生じると，爪甲下の角質増殖を起こすために，爪甲剝離を生じることになります。

　治療は困難で，ステロイド軟膏の外用では軽快しませんが，悪化を防ぐ効果はあるようです。タクロリムス軟膏の外用が有効という先生もおられます。ステロイドホルモン剤を病変部爪甲下に注射したこともありますが，治癒した症例はありません。今後の研究を待つしかないようです。原因を見つけることが大事かもしれません。

27 / 20 爪異栄養症

　典型的な例では，ほとんどすべての爪に同時に同じ変化を生じてきます。爪甲
表面に点状の凹みを多発するのを主症状とする例（図84A）や，爪甲に縦裂を多
数生じる例（図84B），表面に落屑を伴って縦条を生じる例（図84C）などもあり
ます。共通点は，同時に多数の爪に同じ変化を起こすということです。爪郭部に
痒みを訴える症例もあります。爪母の組織所見は，点状の凹みを多発するものでは，
爪母上皮の下に軽い炎症反応を認めます。軽い爪母炎です。鱗屑を伴い縦条を多
発する例では，爪母上皮が鋸歯状に変化します。皮膚の病変で類似の変化を認め
たことはありません。やはり爪母炎と言えます。皮膚には病変は全くありません。
爪にだけ病変を生じるという病気です。毛髪にだけ起きる脱毛症があるのと似た
ようなものです。

　全部の爪に同じ変化を生じても，外見が異なれば別の発生機序で生じたもの
で，当然，病理組織も異なるということです。おそらく原因も，さまざまなのだ
と考えています。

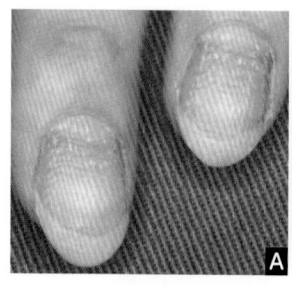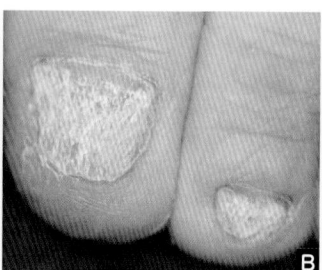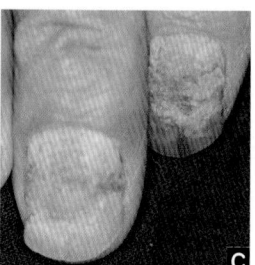

図84　20 爪異栄養症の臨床像
A：点状凹窩多発。
B：縦裂に鱗屑を伴う。
C：爪甲に鱗屑が同時に出現。

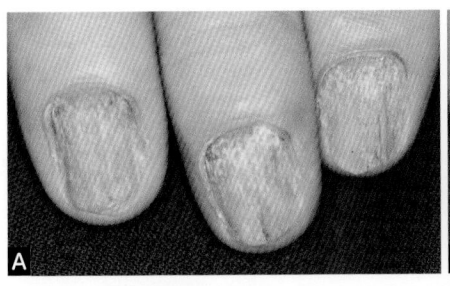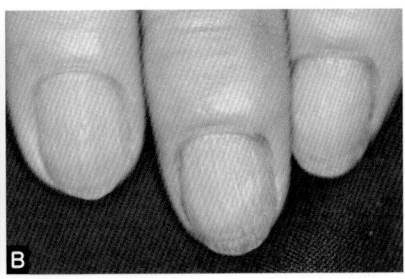

図85　20 爪異栄養症の治療例（シクロスポリン投与例）
A：初診時。爪甲表面に縦筋と鱗屑。
B：10 カ月後で指爪はほぼ正常化。

　治療は，ステロイドの内服が効きますが，副作用を考えると使用できません。点状の凹みを多発する症例（図84A）では，後爪郭部にステロイド軟膏を塗布すると，かなり軽快します。図84C のような重症例には，最近はシクロスポリンの内服を行っています。かなり有効です。

　図85 に示す例は81 歳，女性で，10 年以上前から指趾爪すべての爪甲の表面に縦筋が目立ち，鱗屑を付着する状態だったということです。爪甲が割れ易く困って，あちこち受診したが治らず，当院を受診しました。マイザー軟膏®（ジフルプレナート軟膏）（ステロイド軟膏）を爪甲周囲に塗布させ，痒みを伴っていましたので抗ヒスタミン薬の内服を行い，シクロスポリン 150 mg/日の投与を行ないました。10 カ月後には 図85B に示すように，ほぼ指爪は正常化しています。この後，シクロスポリンの減量を行って治療を継続しています。

　原因は不明の病気ですが，シクロスポリンの内服で大多数の症例が軽快しています。ただし，シクロスポリンの内服を完全に中止すると，再発してくる症例が多いのが難点です。原因を見つけることが大事です。しかし，原因の判った症例を私は知りません。

　これまでの経験で1例だけですが，自然に治癒した症例があり，その症例では治癒と再発を繰り返していました。患者さんに尋ねても，治癒する理由も，再発のきっかけも不明でした。原因を見つけるきっかけになると考えていましたが，原因を見つけることはできませんでした。

　円形脱毛症が毛髪の疾患であるように，20 爪異栄養症は，爪にのみ生じる爪独自の疾患と考えています。20 爪異栄養症という病名は変ですから，病名は 20 爪ジストロフィーとでも替えるのが良いかもしれません。

28 「爪」という字

「爪」という字について少し勉強しましょう。

爪は漢和辞典では部首の一つになっています。部首としての呼び名は「ソウニョウ」または「ツメカンムリ」となります。爪部に属する文字はわずかです。爪，争，爬，爰，為，爵ぐらいしかありません。手部に抓（ツマム）があり，訓読みでは抓る（ツネル）と読みます。竹部には笊（ザル）があります。

「爪」とよく似た漢字に「瓜（ウリ）」があります。患者さんの中にも「足の親指の瓜が変形している」と問診表に書いている人もあります。このような間違いは昔からありますので，「爪に爪無く，瓜に爪有り」と言っています。

爪の入った言葉としては爪牙（ソウガ）があります。「爪牙の士」とは敵を防ぎ，君主を守る武人を意味します。そのほか，爪印，爪弾く，爪楊枝などもあります。「爬」は，ヘビ，トカゲ，カメなどの爬虫類（ハチュウルイ）で使いますし，痒いときに掻く掻爬（ソウハ）でも使います。

爪印は拇指の腹に墨や朱肉を付けて押すことで，つめ拇印のことです。

爪痕は，爪で傷つけた痕のことも指しますが，事故や事件の残した被害や影響の意味でよく使われています。

爪の字の付く動物は，爪烏賊（ツメイカ）は吸盤の変化した鉤爪があり，爪蛙（ツメガエル）は後ろ足に爪が，爪羽鶏（ツメバケイ）は雛のときに羽の先に爪があります。植物では爪苔（ツメゴケ），爪草（ツメクサ），爪蓮華（ツメレンゲ），爪切り草（ツメキリソウ）などがあります。詰め草はクローバーのことで，爪とは無関係です。爪草はよく見られる草で，春から夏にかけて白い小さな花を付けます。葉の形が切った爪の形に似ていることから名付けられたものです。爪蓮華は，ベンケイソウ科の多年草で秋に白色の花を付けます。葉が細く尖っているために，獣の爪のようにみえることからの命名です。爪切り草は「マツバボタン」のことです。爪先で簡単に茎を切れることからこの名前があります。全国各地で見ることができます。

29 マニキュアと女性

1 マニキュアの歴史

　この節は 1992 年に清風堂書店から出版した私の著書『爪はあなたのホームドクター』から主として引用し，加筆しています。

　手の爪に色を塗って飾ることをマニキュア〔manicure＝manus（手）＋cure（手入れ）〕といい，足の爪の場合はペディキュア〔pedocure＝pedis（足）＋cure（手入れ）〕といいます。女性が化粧をすることは，非常に古い歴史があります。ものの本によれば 4000 年もの昔からエジプト人やアラビア人は，香料や化粧品で身を装ったといわれます。また，中国でも同じ頃に鉛粉白粉が発明されています。しかし，この頃からマニキュアが行われていたかどうかは判りません。とは言っても，エジプトのミイラの製法をみますと，美容師が死体の顔を化粧し，唇と爪，掌と足の裏に色を塗るとあります。実際に掘り出されたミイラの爪が，金色に塗られていた例もあります。古代のエジプトでは婦人は目ばかりでなく頬や唇にも化粧をほどこし，この原料は赤色のオーカー（黄土）が使われていたと考えられています。この赤色化粧料は爪にも塗られていたようです。

　中国では，今から 1200 年も以前になりますが，唐の玄宗皇帝の后，楊貴妃は爪を染めていたという記録があります。日本でも顔の化粧はかなり古くから行われていたのですが，マニキュアの歴史は新しいようです。池田亀鑑博士の『平安朝の生活と文学』には，「平安時代の文献にはマニキュアについての記録は見当たらないとされています。紅についても詳しく述べられ，爪に紅をさしたることは『女郎花物語』に「ふかつめとり足る指の先，そりかへりたるやうなるに，べにいたくさしたるは──」とありますが，平安時代の文献ではまだ管見に入りません。おそらく中世以来の風習であろうと思います」とあります。

　樋口清之『化粧の文化史』には，爪紅化粧は平安の昔からと記されています。

しかし，引用文献は記されていません。平安時代の上流階級の婦人の服装を見れ
ば，指先は出ませんし，男性が女性を訪れるのは夜です。指先を装う必要性がな
い状態です。

　千草子『室町を歩いた女たち』に化粧の話が記されています。ルイス・フロイ
スの『日本の覚え書き』からの引用と合わせて記されています。

> 「当時の服装は筒袖で短く，腕の半ばとまりである。日本の女性は
> 　金属製のアクセサリーを付けない。腕に細い糸を5，6回巻き付ける。」

マニキュアについては記載がありません。

　徳川時代の元禄5（1692）年の『女重宝記』における「紅なども頬さき，口びる，
爪さきにぬる事，うすうすとあるべし」を引用しているのみです。化粧道具には
爪の化粧品はなく，爪切りのみです。

　フロイスも言及せず，著者千草子も記さずで，室町時代にマニキュアがあった
かどうかは不明です。しかし，多分なかったと私は考えています。

　徳川時代には爪を染める習慣のあったことは多く記されています。将軍家綱の
時代（1661年）に出た，古き時代の女流歌人の和歌などを書き綴りながら当時の
女性に戒めを述べている『女郎花物語』には

> 「ふかつめ（深爪）とりたる指の先，そりかへりたるやうなるに，
> 　べにいたくさしたるは，むくつけくさえこそみえ侍れ」

とあります。当時はホウセンカの花とかたばみの葉をもみ合わせて，爪を染めた
と言われています。そのためにホウセンカの古名をツマクレナイ（爪紅）と呼ん
だのだといいます。

2 現代のマニキュア

　日本では爪の美容にかかわる人を「ネイリスト」と呼んでいますが，英語では
「マニキュアリスト（manicurist）」と言います。昭和31（1956）年ごろに日本で
マニキュアをしている女性は特殊な女性だけでした。主婦はもちろん高校生でも
マニキュアをしている現代からは考えられない状態でした。

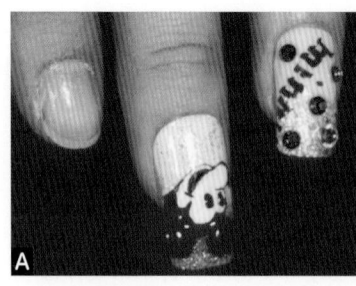 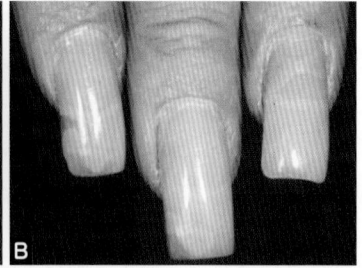

スカルプチュア・ネイル　　　　　　　　ジェルネイル

図 86　最近の美爪術の例

　現代のマニキュアでは，ニトロセルロースを主成分にし，顔料を含んだネイル・ラッカーが使われています。ネイル・ラッカーを塗る前に付けるベース・コートや，後に塗るトップ・コートなども使われますが，成分的にはネイル・ラッカーとあまり差はありません。除去液（除光液）には，アセトンを主体とした液が用いられています。最近ではアセトンを使用しない除光液も売られています。アセトンの替わりに，酢酸エチルや酢酸ブチルが使われています。そのほか，クチクラ・リムーバーやネイル・クリームも使われています。爪を美しく見せるためにマニキュアをするのですが，後爪郭部を傷つけたり，除光液を使い過ぎると爪に障害をおこします。製品によるアレルギー性接触皮膚炎を起こすこともあります。マニキュアに使用する製品が皮膚に触れないようにすることが大事です。

3 スカルプチュア（人工爪，義爪）とジェルネイル

　アメリカ西海岸では，かなり以前からネイルアートが流行していました。爪にネイルカラーを塗るだけでなく，爪にダイアモンドやルビーを付けたり，綺麗な絵を描いたりします。このことは「家では私は何もしないで生活をしていますよ」ということを爪が物語ってくれるわけです。日本でも爪の美容への関心が高まって，あちこちにネイルサロンが見られます。付け爪も売られています。図 86 に実例を示します。

　スカルプチュア（sculpture）は，名詞では彫刻，動詞では彫刻をするという意

味ですが，sculptured nail は人の爪甲の上にアクリル樹脂で人工の爪を作ることですから，人工爪あるいは義爪と訳するのが良いでしょう。人工爪は，歯科で義歯床を作るのと全く同じ材料で作られています。メタアクリル酸メチルとジメチルパラトルイジンを含む液体と，ポリメタクリル酸と過酸化ベンゾイルを含む粉末を混合して作ります。人工爪での問題点は，メタアクリル酸が接触皮膚炎を生じ易いことです。完全に固まる（重合する）と，接触皮膚炎を生じることはないのですが，皮膚には付かないようにすることが大事です。

　最近は，ジェルネイルが流行っています。透明感があるためかもしれません。ウレタン・アクリレート・オリゴマーを主成分として，さまざまな成分が添加されています。紫外線あるいは LED を照射して硬化（重合）させます。ジェル状のものを爪甲に塗布するので，流れて皮膚に接触し易く，接触皮膚炎を生じ易くなります。皮膚に付着した材料（ジェル）を，すぐに拭き取ることが大事かと思います。スカルプチュア・ネイルもジェルネイルも装着後，日数が経つと根元の方に隙間を生じて，その隙間に緑膿菌感染を起こして緑色爪になることもあります。

　スカルプチュア・ネイルもジェルネイルも，月に一度ぐらい付け直すことが行われています。ジェルネイルを装着する前に，爪甲を削ったり，ジェルネイルの除去時にジェルネイルを削ることも行われています。そのために爪甲が薄くなっている人もいます。爪を美しく見せるために，爪を傷つけるのは注意しないと駄目です。

30 爪部の良性腫瘍

　爪の周囲にもさまざまな良性腫瘍が生じます。腫瘍の生じる場所によって爪にさまざまな変形を生じてきます。後爪郭部に生じると，爪甲に縦走する凹みを生じます。爪母や爪床部の腫瘍では，爪甲を下から押し上げてきます。ときには，ばち状指のような形になることもあります。変形を治すには腫瘍を治すしか方法はありません。代表的な良性腫瘍のいくつかを示します。ここに示す以外にも，多くの良性腫瘍があります。

1　爪の周囲の疣贅（イボ）

　イボは，ヒト乳頭腫ウイルス（HPV：human papilloma virus）が皮膚に感染して起きるものです。HPV は，ゲノム DNA の塩基配列の違いによって遺伝子型分類されています。多くの種類（200 以上）があります。

　普通のイボ（尋常性疣贅）からは HPV2，27，57 型が検出されています。ミルメシアと呼ばれるイボは，HPV1 型の感染によって生じます。顔によく生じる青年性扁平疣贅は，HPV3，10 型感染が原因です。

　性器や肛門周囲に生じる尖圭コンジローマは，HPV6 型，11 型により起きます。子宮頸癌の原因となるウイルスは，HPV16 型，HPV18 型などです。子宮頸癌は多価ワクチンで予防することが可能です。2 価ワクチンは，HPV16 型，18 型に対するもので，4 価ワクチンは，HPV6，11，16，18 型に対するものです。日本では 2011 年から 4 価ワクチンが使用されています。女性の尖圭コンジローマの発生が，オーストラリアではワクチン接種後に減少したことが報告されています。

　皮膚の癌の一種ボーエン病からも HPV16 型が検出されています。HPV は，さまざまな病気と関係がありますが，一番多いのは日常よく目にする尋常性疣贅です。

　症　状：表面がザラつき，少し硬くなります。爪の周囲にできたイボ（尋常性

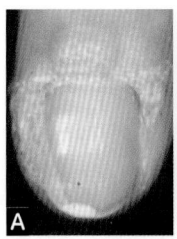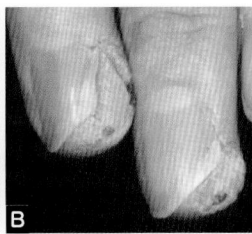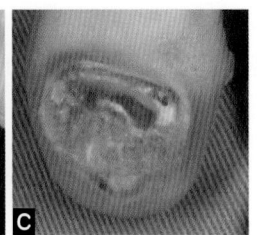

28歳，男性　　　　　35歳，男性　　　　　　15歳，女性

図87　爪周囲に生じた疣贅
A：爪甲周囲
B：爪甲周囲から爪甲下
C：爪床部のイボ

疣贅）の症例を示します（図87）。

　尋常性疣贅は良性の腫瘍なのですが，爪の周囲にできると，爪甲に変形を生じることもあります。側爪郭にできたイボ（図87A）では爪甲に変形を生じていませんが，後爪郭部にイボができると，爪甲に縦走する凹みを生じます。爪甲下にイボができると，爪甲を押し上げるようになります（図87B）。爪床部にイボができると爪甲剥離の状態になります。図87Cは，治療のために爪甲を切り取って除去した状態を示しています。

　治　療：通常，綿棒に浸した液化窒素を，イボの部分に押し付ける冷凍処置を2週間ごとに行います。この処置は，後に瘢痕を残さないのが優れた点です。しかし，痛みを伴うのが欠点です。私も爪の周囲に疣贅を生じたことがあり，液化窒素で治療したことがあります。最初は，液化窒素を尋常性疣贅に噴霧する方法で行ったのですが，その際の痛みは酷いものでした。以後は，綿棒に液化窒素を含ませて，イボに押し付ける方法を行いました。もちろん自分で治療しました。その後，診察を続けたのですが，処置をした指先に何かが触れると，その度に痛みがあり大変でした。爪の周囲は，他の部位よりも「痛み」が強く，患者さんも大変です。2週間に1回処置を行いますが，なかなか治癒しません。医師の方も大変です。図87Cに示す症例は，爪床部に生じたイボですが，15歳の女性患者は痛みに耐えられず，冷凍処置を拒否するようになりました。爪床部の

冷凍処置は，特に痛みが強いので当然かもしれません。仕方がないので，10％
尿素軟膏の外用を行いました。1年後には治癒し，爪も正常になりました。自然治
癒かもしれません。

　しかし，肛門周囲や陰茎に，尖圭コンジローマという疣贅の一種が生じること
があります。現在，イミキモドを主成分とするベセルナ・クリームが標準的治療
として，よく使用されています。1型インターフェロンを誘導し自然免疫を活性
化させて治癒に導きます。しかし，難治の症例もあります。そのような難治の症例
に対しては，尿素軟膏を利用しています。20年以上前のことですが，ある開業
医の先生が，「陰茎に生じた尖圭コンジローマが冷凍凝固やその他いろいろ処置
をしているが治らない」と言って，私の診察を受けにきました。そこで，10％尿
素軟膏の外用を勧めました。1年後ぐらいに偶然駅で逢ったときに経過を尋ねた
ところ，「10％尿素軟膏を外用したら2，3カ月で完全に治った」という返事でした。
その後，肛門周囲の尖圭コンジローマ4例に10％尿素軟膏の外用を行いました
が，全例経過は同じです。外用当初は少し悪化しますが，その後どんどん縮小し
3，4カ月で治癒します。扁平疣贅に対しても，尿素軟膏の外用は有効と私は考
えています。非常に安価な治療法です。なお，疣贅の専門家からは全く信用され
ていない治療法です。そのために標準的な治療法でないことを記しておきます。

　疣贅の治療法は，いろいろありますが，冷凍処置が瘢痕を残さず，良い方法と
考えています。爪周囲のイボに抗腫瘍剤を注射して瘢痕を残した症例も受診しま
したが，瘢痕を治す方法はありません。しかし，難治のイボも多く，冷凍処置は
痛みを伴います。神仏に頼りたくもなります。大阪にはないようですが，イボ取
り地蔵というのも全国各地にあります。

2 指粘液嚢腫

　指爪の根元，後爪郭部に膨らみを生じて，その後，爪甲の根元から縦に溝のよ
うな変形を生じてきます（図88A,B）。膨らんでいる部分を上から押さえてみる
と，少し弾力性があります。針で突いてみると，中から透明なゼリー状の粘液が
出てきますので，診断が確定します。趾爪の根元にはあまり生じません。

　原因は不明ですが，図88Bに示す症例では，患者は外傷後に生じたと言って

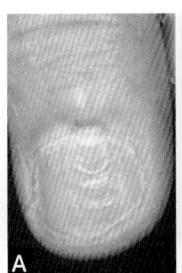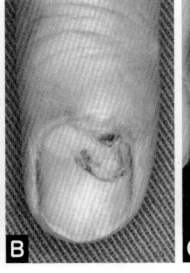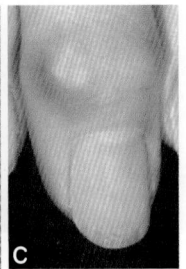

59歳, 男性　　74歳, 男性　　61歳, 女性

図88　粘液嚢腫とガングリオン
A,B：指粘液嚢腫
　C：ガングリオン（関節上にある。）

いました。このように，外傷後に生じたのが確実な症例も数例経験しています。指先は，外傷を受け易い場所です。

　皮膚には線維芽細胞というのがあります。医学用語では「繊維」ではなく「線維」が使用されます。この線維芽細胞が粘液を作ると考えられています。組織を調べたこともあります。嚢腫と言いますが，粘液の溜まっている周囲を取り囲む壁はありません。袋にはなっていないのです。類似のものに，指先の関節付近に生じるガングリオンがあります（図88C）。内容は同じようなゼリー状の粘液ですが，関節腔と繋がっていますので，膨らんだ部分を押すと小さくなります。ガングリオンの場合には，粘液を囲む壁があります。治療方法は異なります。

　治　療：いろいろな方法がありますが，私は粘液を押し出した後に，ステロイド薬を注入しています。その際，患者さんに「この透明なゼリー状のものが内容です」と確認してもらっています。この注射を2週間に一度繰り返しています。多くの症例で治癒します。治癒するまで注入を繰り返すのですから，治癒するわけです。上手く行けば一度の注入で済みますが，ときには10回ぐらいになることもあります。注入した後には，ステロイド軟膏を嚢腫上に毎日塗布させています。ステロイド薬には，線維芽細胞の働きを抑える作用があります。そのために，上手に使用しないと皮膚が萎縮することもあります。

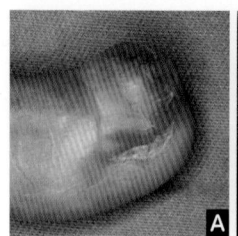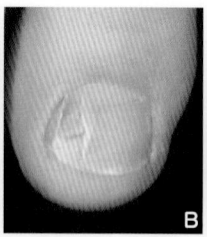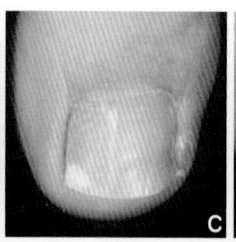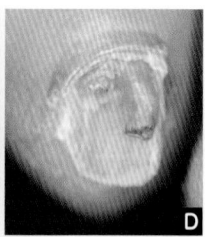

36 歳，男性 　　　 20 歳，女性 　　　 B の術後 1 年 　　　 45 歳，女性

図 89　爪周囲線維腫瘍
A：爪甲下線維腫
B：爪甲内線維腫
C：B の線維腫切除術後 1 年
D：爪甲上線維腫

3 爪周囲の線維腫

　爪に生じる線維腫で，爪甲の下に生じると爪甲を押し上げて生じます（図 89 A）。爪母から生じると，爪甲の中に線維腫が現れ，爪甲を上下に破壊して，爪甲に縦の溝を形成します（図 89 B）。爪甲の上に生じると爪甲上に線維腫が現れ，爪甲を凹ませます（図 89 D）。手指爪，足趾爪のどこにでも生じます。類似の腫瘍に，爪甲の周囲に線維腫を多発する病気があります。プリングル母斑症に伴うケンネン腫瘍です。

　治療は，指基部に 1 ％キシロカイン®（リドカイン）を注射する伝達麻酔を行って，線維腫を切除します。図 89 A のように爪甲下に線維腫がある場合には，抜爪してから腫瘍を切除します。図 89 C は図 89 B の線維腫を切除して 1 年後を示していますが，術後の変形はほとんどありません。図 89 D のような腫瘍では抜爪なしで，線維腫のみを切除しています。

　爪の腫瘍では，切除後に爪甲に変形を生じないように切除することが大事です。

4 グロムス腫瘍

　グロムス腫瘍というのは，グロムス細胞からなる腫瘍です。グロムス腫瘍は全身どこにでも生じますが，爪甲下によくできます。

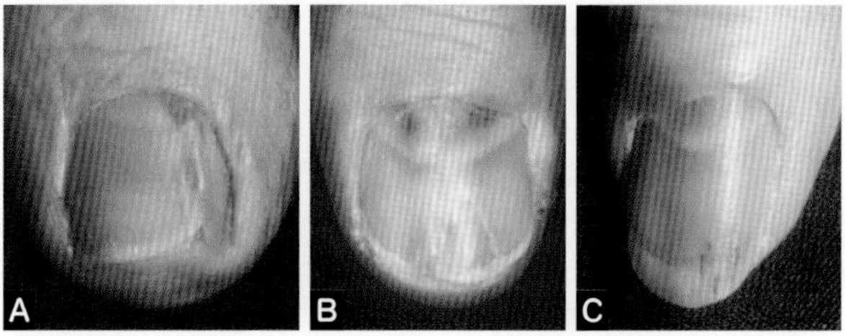

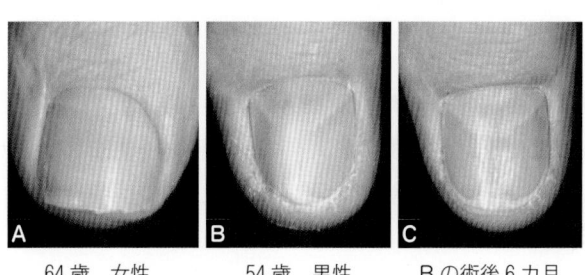

A	**B**	**C**
62 歳，女性	52 歳，女性	63 歳，女性

図 90　グロムス腫瘍

A	**B**	**C**
64 歳，女性，術後 2 年目	54 歳，男性	B の術後 6 カ月

図 91　グロムス腫瘍の手術後

　特徴は痛みを伴うことです。冷たい水に指を入れた時，指に何かが当たった時などに指の根元から腕に走るような痛みを起こします。

　爪甲を透して赤紫色の部分を認めることもあります（図 90 A, B）。

　診断は，この特徴的な痛みを訴えることから簡単に診断できます。指趾爪どちらにも生じます。

　腫瘍の大きさによっては，爪甲に変形を生じます（図 90 A, C）。変形が苦痛になって受診する患者さんもおられます。

　治　療：指趾の根元に 1 ％リドカインによる伝達麻酔を行った後に，爪甲を除去（抜爪）してから，爪母の下にある腫瘍を切除します。方法は，爪母に切れ目を作り，腫瘍を取り出します。爪甲に変形を残さないように手術するのが肝要です。爪床部の下にある場合も，同じように腫瘍を取り出します。

　図 91 A に示す症例は，図 90 A の症例の 2 年目の状態を示していますが，正常

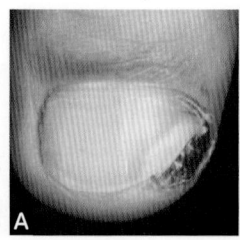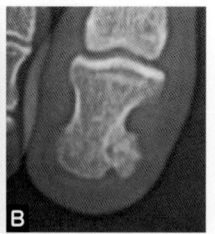

図 92　外骨腫（16 歳，男性）
A：臨床所見
B：X 線所見

に第 1 趾爪甲は再生しています。もちろん疼痛も消失しています。図 91 B に示す症例は，爪甲に変形がありますが，グロムス腫瘍を切除して 6 カ月後には図 91 C に示すように，爪甲は正常に再生し，変形もありません。痛みもなくなっています。

5 ▶ 爪下外骨腫

　指，趾の末節骨に骨から腫瘍が生じて，爪甲を押し上げてきます。その部分を触れると硬く感じます（図 92 A）。

　時々，イボと間違われて治療されることがあります。若い人によく生じる腫瘍ですが，中年にも生じることがあります。

　レントゲン写真を撮ると，腫瘍が写ります（図 92 B）。第 1 趾の末節骨から外方に突出した，骨様の腫瘍を認めます。この所見から，診断が確定します。

　治療は，腫瘍を切除すれば良いのです。爪甲の一部を切り除いて，腫瘍を切除します。少しでも，腫瘍を取り残していると再発します。爪甲には変形は残りません。

6 ▶ 類骨骨腫

　類骨骨腫は，骨の中に骨様の腫瘍ができるものですが，末節骨に生じることは稀です。しかし，痛みを伴う腫瘍なので記します（図 93）。腫瘍が少し大きくなると，指先が膨らんで，ばち状指に近い変形を生じてきます。同時に痛みを伴う

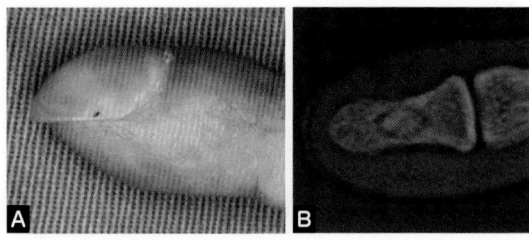

図93　類骨骨腫（28歳，男性）
A：臨床所見
B：X線所見

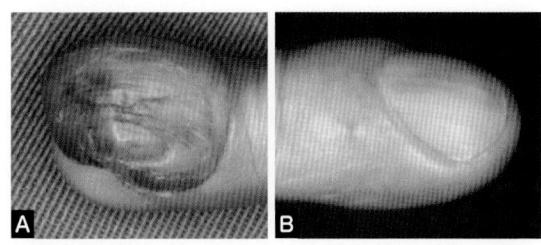

爪甲下脂肪腫（45歳，女性）　爪甲下粘液腫（61歳，女性）
図94　爪甲下に生じた良性腫瘍

ようになります。診断は，レントゲン撮影を行えば簡単です。図93Bに示すように，末節骨の中に骨様の腫瘍を認めます。治療は腫瘍を摘出します。整形外科に依頼しています。

7 その他の爪甲下良性腫瘍

　爪甲下粘液腫，爪甲下上皮嚢腫，爪甲下軟骨腫，爪甲下ケラトアカントーマ，爪甲下青色母斑など多数あります。いずれの場合も，治療は切除となります。腫瘍が爪甲下に生じ，爪甲が腫瘍によって押し上げられるために変形してきます。やはり爪甲に変形を残さないように切除することが肝要です。

　図94には，爪甲下に生じた良性腫瘍の症例を示しています。爪甲が押し上げられて，変形しています。両例とも爪甲除去後に腫瘍を切除していますが，術後に爪甲の変形は生じていません。

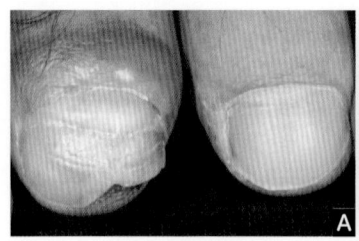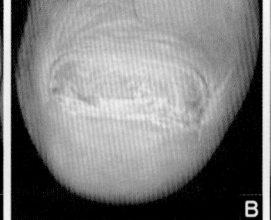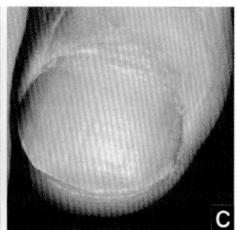

初診時（右第1趾）　　　　　術後3カ月　　　　　　術後15カ月

図95　後爪郭部に生じた腫瘍とその経過

　55歳の男性が，1年前から右第1趾爪の後爪郭部が腫れてきたと言って受診しました。診ると第1趾後爪郭部は紅く腫脹しています。爪甲も混濁しています（図95A）。早速，レントゲン撮影を行いましたが，骨とは無関係であることが判りました。早速，爪甲を除去して，腫瘍を摘出しました。

　病理医からの返事は悪性の線維腫ということでしたが，経過観察をすることにしました。15カ月後には正常の第1趾爪となっています。良性の腫瘍だったと思います。

　術後に，爪甲に変形を残さないように手術をすることが大事です。

31 爪の悪性腫瘍

爪の周囲にも，さまざまな悪性腫瘍が生じます。代表的な悪性腫瘍を示します。診断は，病変部を組織検査して確定します。

1 有棘細胞癌（皮膚癌）

爪床部に生じることが多く，初期は爪甲剥離となり，爪甲の先端下から浸出液が出てくることが多いように思います。

診断は，病変部の一部を切り取って組織検査をするしか方法はありません。図96Aの症例は，組織検査を行ったのですが，最初は悪性の所見はなかったのです。12年後に再受診した時には爪床部に少し隆起があり，組織検査を行ったところ，有棘細胞癌でした。最初の検査では，組織を採る場所が悪かったのだと思います。診断が遅れたのですが，転移していなかったので，ほっとしました。

図96Bの症例は，3年前から続く爪甲剥離と爪甲下からの滲出液を訴えて受診しました。剥離した爪甲を切り取って，爪床部を診ると，びらんした部分がありました。早速，そのびらんした部分から組織検査をしたところ，有棘細胞癌でした。図96Cの症例は，爪床部に腫瘍を作っています。すぐに，組織検査を行いま

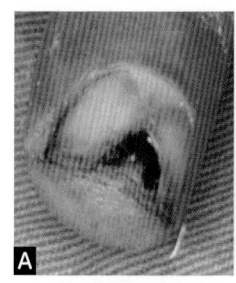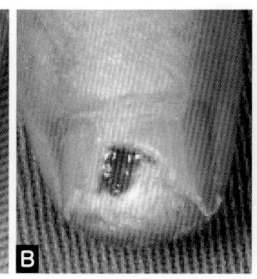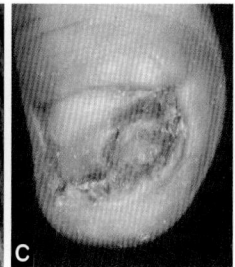

| 54歳，男性 | 60歳，男性 | 44歳，男性 |

図96 爪部の有棘細胞癌

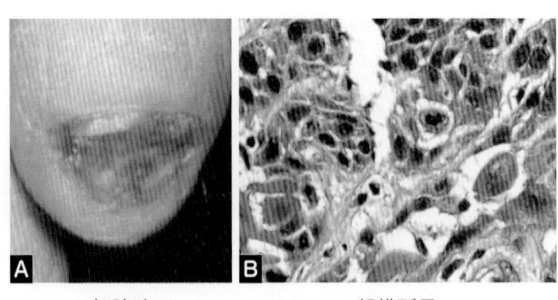

初診時　　　　　　　　　　組織所見

図 97　第 5 趾に生じた有棘細胞癌（54 歳，男性）

した。やはり有棘細胞癌でした。いずれの症例も大病院に紹介し，手術をしていただきました。

　図 97 の症例は，2，3 年前から爪甲が生えなくなったと受診しました。あちらこちらの医師を受診していたが治癒せず，近くの皮膚科医を受診したところ，当院を紹介され，受診しました。

　第 5 趾の爪甲は認められず，肉芽で覆われているようでした（図 97 A）。早速，組織検査を行いました。有棘細胞癌の組織所見でした（図 97 B）。大学病院の皮膚科に治療をお願いいたしました。

2 ｜ 悪性黒色腫（メラノーマ）

　悪性黒色腫は，爪部に生じることも多い腫瘍です。爪甲に黒い色の線条で始まることが多いと言われています。もちろん初期には自覚症状もありません。爪部悪性黒色腫の多くは，爪甲に帯状の黒色の着色を生じ，しだいに黒色部が拡大し，爪甲の周囲に黒色斑が拡大し，爪甲の破壊を伴うようになります。

　図 98 A に示す症例は，左手拇指の爪甲に黒色の線条を認めます。抜爪し爪母に認められる黒色斑を切除し，組織検査を行いました。

　悪性の所見は認めなかったのです。しかし，17 年後に某大学皮膚科を受診した時には，典型的な悪性黒色腫の臨床像になっていたのです（図 98 C）。爪の周囲に褐色の色素斑（染み出し現象）が認められ，爪甲も黒色調を帯びて，爪甲の破

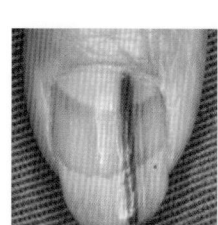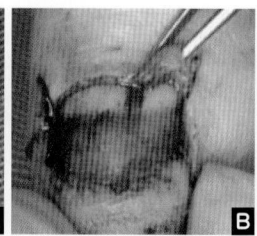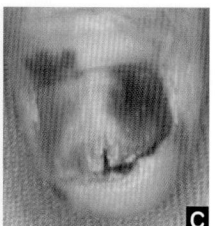

初診時，59歳　　　　抜爪し，組織検査　　　17年後，76歳

図98　黒色線条から17年後に悪性黒色腫となった症例（女性）

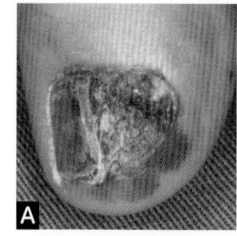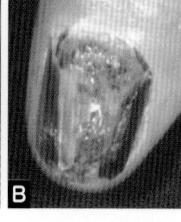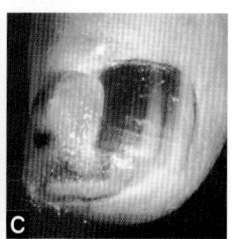

60歳，男性　　　　　77歳，男性　　　　　72歳，男性

図99　悪性黒色腫の症例

壊も認められます。典型的な悪性黒色腫の臨床像となっています。皮膚科医なら誰が見ても悪性黒色腫と診断できる症状です。私にとっては苦い思い出ですが，図98Aの時点では，組織所見は良性でした。

　図99に示すのは典型的な悪性黒色腫の例で，図99B,Cのように爪甲の下に肉芽を生じてくることもあります。この肉芽のように見える部分も，悪性黒色腫なのです。どうしてこのように酷い状態になるまで，医療機関を受診しなかったのか理解できません。ようするに，疼痛を伴わないからかもしれません。

　図100に示す症例は，爪甲の縦裂を訴えて受診したものです。爪の根元にステロイド軟膏を外用して，経過をみていたのですが，3カ月後も軽快せず，組織検査を行ったところ悪性黒色腫でした。おどろきました。爪甲の破壊を伴っている場合には，悪性腫瘍も考える必要があります。

　この症例は，大学病院に依頼して治療していただきました。

　爪の悪性黒色腫は，黒色線条で始まることが多いのですが，黒色線条が全て悪

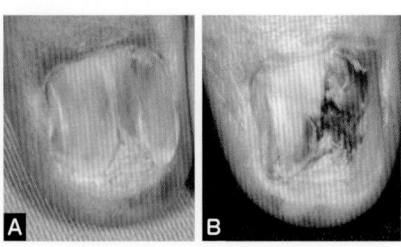

初診時 　　　　 3カ月後

図100　爪甲の縦裂を生じた悪性黒色腫（38歳，男性）

性黒色腫になるのではありません。特に数本の爪に黒色線条を生じている場合は，あまり心配しなくてよいのです。

あとがき

　爪の役割や爪に現れる様々な異常や病気について記しましたが，お判り頂けたでしょうか。爪は指趾の先端にある小さな皮膚の付属器官ですが，全身的な異常を知らせてもくれます。

　指爪に異常が起きますと，日常生活で手指を人目にさらすのが，苦痛となり，指爪を隠すようになり，社交上，職業上の障害となります。また，指爪の異常のために，床に落ちた小さな物を拾うこともできず，プルトップの缶を開けることもできなくなり，日常生活に影響を及ぼすこともあります。

　趾爪の異常では，女性では夏に素足でサンダルを履けないという悩みもあります。陥入爪や巻き爪では痛みのために日常生活に支障を生じることもあります。爪の切り方に注意を払い，履物の選び方や履き方に注意し，自分で爪の病気を作らないようにしましょう。爪にも，良性の腫瘍だけでなく，悪性腫瘍も生じます。一つの爪にだけ変形を生じてきたときには，腫瘍のことも考えるようにしましょう。

　この本が，皆様方の日常生活上の参考になれば，私にとって嬉しい限りです。

　最後に，本書の刊行にあたって，多大なご尽力をいただいた金原出版の大塚めぐみ氏に心から御礼申し上げます。

索 引

知っておきたい爪の知識と病気
すべての疑問を解決します！

2022年5月20日　第1版第1刷発行
2024年7月5日　　　第2刷発行

著　者　東　禹彦
　　　　ひがし　のぶひこ

発行者　福村 直樹

発行所　金原出版株式会社

〒113-0034 東京都文京区湯島 2-31-14

電話　編集（03）3811-7162
　　　営業（03）3811-7184

FAX　　（03）3813-0288

振替口座　00120-4-151494

http://www.kanehara-shuppan.co.jp/

©東　禹彦, 2022

検印省略

Printed in Japan

ISBN 978-4-307-40060-2

印刷・製本／永和印刷
装丁／クワデザイン

WEB アンケートにご協力ください

読者アンケート（所要時間約3分）にご協力いただいた方の中から
抽選で毎月10名の方に図書カード1,000円分を贈呈いたします。

アンケート回答はこちらから ➡
https://forms.gle/U6Pa7JzJGfrvaDof8